AF394884

LE

BACILLUS COLI COMMUNIS

Dans ses rapports avec le bacille d'Eberth

ET

L'ÉTIOLOGIE DE LA FIÈVRE TYPHOÏDE

PAR

Gabriel VALLET

DOCTEUR EN MÉDECINE

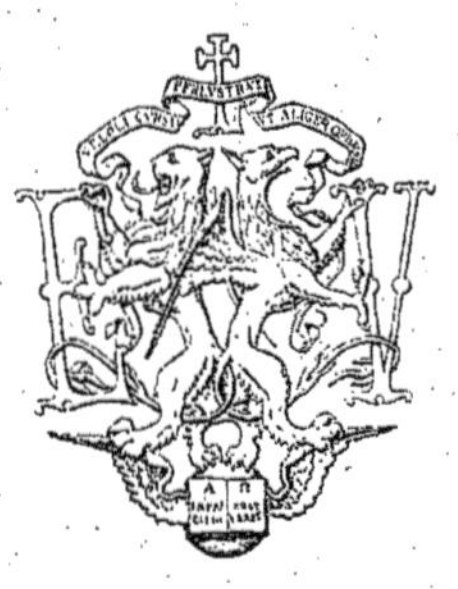

LYON

IMPRIMERIE EMMANUEL VITTE

3o, Rue Condé, 3o

1892

LE BACILLUS. COLI COMMUNIS

LE

BACILLUS COLI COMMUNIS

Dans ses rapports avec le bacille d'Eberth

ET

L'ÉTIOLOGIE DE LA FIÈVRE TYPHOÏDE

PAR

Gabriel VALLET

DOCTEUR EN MÉDECINE

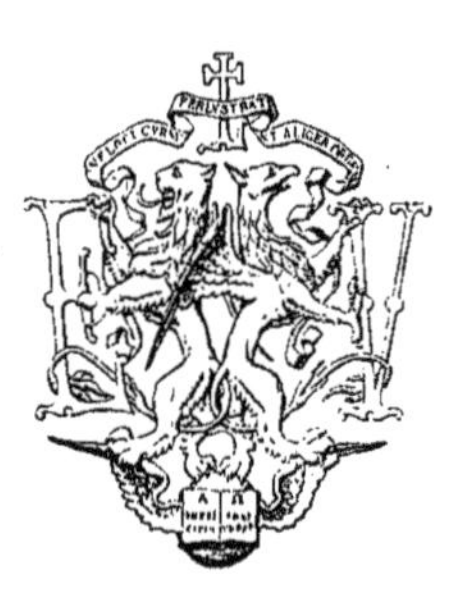

LYON

IMPRIMERIE EMMANUEL VITTE

3o, Rue Condé, 3o

—

1892

CHAPITRE PREMIER

HISTORIQUE DU BACILLE D'EBERTH ET DU « BACILLUS COLI COMMUNIS ».

La notion de la contagiosité de la fièvre typhoïde admise, après avoir été tour à tour repoussée et défendue, trouva un commencement de confirmation dans l'introduction des théories parasitaires. Dès lors la recherche de l'agent infectieux s'imposait. Jusqu'en 1880 de nombreuses descriptions de microorganismes prétendus typhiques sont données par les expérimentateurs.

A cette époque, Eberth décrivit une partie du bacille regardé aujourd'hui comme le véritable microbe typhique. L'année suivante, Meyer, sous la direction de Friedlander, le rencontra dix fois sur vingt, particulièrement dans les plaques de Peyer chez les malades ayant succombé à la fièvre typhoïde.

En 1882, Coats et Crooke signalèrent encore sa présence, mais sans rien ajouter aux caractères décrits par Eberth. C'est à Gaffky (1) que revient l'honneur d'avoir

(1) *Zur Ætiologie des abdominal Typhus :* Mittheil. aus dem kaiserl-Gesund. Bd 11-1884.

complété ces données. En 1884, il publia les travaux qui devaient fixer la plupart des caractères que l'on reconnaît aujourd'hui au bacille, désormais appelé *bacille d'Eberth-Gaffky*. Depuis, de nombreux travaux ont concouru à éclairer la question ; on ne compte plus les cas où on a retrouvé ce microorganisme dans les organes des typhiques soit à l'autopsie soit du vivant même des malades. Mais parallèlement on le décrivait dans un certain nombre de lésions où il jouait le rôle d'agent pathogène. Ses propriétés pyogénésiques frappaient particulièrement les observateurs.

En 1887, Fränkel (1) signale la présence du bacille d'Eberth dans un cas de péritonite enkystée, consécutive à une fièvre typhoïde. G. Roux le trouve l'année suivante dans le pus d'abcès de la rate et des reins chez un typhique et Ebermaier (2) le rencontre dans des ostéopériostites sup-purées. Achalme (3) puis Raymond (4) citent ensuite des faits analogues. Chantemesse et Widal l'isolent du pus d'abcès survenus quinze mois après une fièvre typhoïde. Expérimentalement le phénomène de la pyogénèse a été obtenu : Vinay et Roux ont produit des abcès du tissu cellulaire en inoculant sous la peau des cultures viru-lentes à des lapins, et nous-mêmes avons observé plu-sieurs cas de péritonite purulente, avec le bacille d'Eberth seul, chez des animaux inoculés dans le péritoine. Il est à remarquer qu'un grand nombre des observations cons-tatant le pouvoir pyogène du bacille d'Eberth portent

(1) Congrès de Wiesbaden, 1887.
(2) Deutsch. Archiv. f. klin. Med. Bd XLIV-1889.
(3) *Soc. de biol.*, 21 juin 1890.
(4) *Soc. méd. des hôp.*, février 1891.

sur des cas consécutifs à la fièvre typhoïde. Ces faits confirment aux yeux des expérimentateurs l'idée que ce microorganisme est bien le bacille spécifique de la fièvre typhoïde.

Il ne manquait, en somme, au bacille d'Eberth-Gaffky que la preuve directe de sa spéficité par l'inoculation expérimentale, quand l'apparition d'un nouveau venu, le *bacillus coli communis*, vint jeter le doute dans quelques esprits. Dans une première communication, MM. Rodet et G. Roux (1) déclarèrent, en 1889, que ce microbe, jusque-là considéré comme un simple saprophyte, pouvait jouer un certain rôle dans la pathogénie de la fièvre typhoïde. Dans une communication ultérieure (2) ils le désignèrent comme le principal agent pathogène.

Nous reviendrons d'une façon plus détaillée sur les faits avancés par les deux expérimentateurs lyonnais, dans l'historique rapide qui va suivre.

Cinq ans après la découverte du bacille d'Eberth, Escherich (3) examinant les selles de nourrissons trouva entre autres espèces une bactérie dont le polymorphisme le frappa. Dans une même culture il observa des individus de longueur variant entre 1 à 5 μ, et pouvant même sur certains milieux dépasser de beaucoup ces dimensions, leur épaisseur mesurait de 0,3 à 0,4 μ. Il vit combien était inconstante la forme des colonies sur gélatine, et put décrire des colonies homogènes, granu-

---

(1) *Province méd.*, 30 nov. 1889.
(2) *Société de biol.*, 1898, page 10 des Mémoires.
(3) ESCHERICH. *Fortschritte d. Med.*, 1885, n° 16.

leuses, étoilées, plissées ou annelées. Sous l'influence des
cultures, il constata une fermentation très nette dans des
solutions de sucre. Il regarda ce microbe comme un
saprophyte et lui donna le nom de *bacterium coli
commune*, en raison de sa constance dans l'intestin et de
sa prépondérance sur les autres bacilles.

Baginsky (1) l'étudia aussi chez les nourrissons et se
préoccupa surtout de son rôle biologique dans les milieux
chimiques.

Bientôt après de divers côtés on constata la présence
de ce microbe dans les selles normales des adultes. On le
plaça parmi les saprophytes, à côté des autres hôtes habi-
tuels de l'intestin.

Hueppe (2) le premier lui attribua un rôle pathogène.
Il eut l'occasion d'étudier en 1887 les selles de plusieurs
malades atteints de choléra nostras. Il fut frappé de
l'abondance d'un microbe qui lui parut ressembler par
plusieurs points au bacille typhique, mais qu'il recon-
nut être la bactérie d'Escherich. Il admet que le *bacillus
coli communis,* hôte normal de l'intestin, sous l'influence
d'une cause perturbatrice et d'un changement de milieu,
avait pris tout à coup des propriétés virulentes. Pour
Hueppe, cette cause occasionnelle était, dans les cas de
cholérine qu'il observait, l'absorption de bière froide en
grande quantité.

Hueppe avait reconnu la ressemblance du bacille
d'Escherich avec le bacille d'Eberth. De nouveaux faits

(1) BAGINSKY. *Zeitschrift f. phys. Chemie.* — Bd XIII-Ht IV.
*Centralblatt f. Bact.*VI-16.
(2) HUEPPE. *Zur Ætiologie der Cholerine.* Berliner klin.
Woch. 1887, p. 591.

ne tardèrent pas à attirer l'attention sur la possibilité d'une relation entre le *bacillus coli communis* et l'infection typhique.

MM. Rodet et G. Roux (1), dans une communication à la Société des sciences médicales de Lyon en 1889, émirent les premiers cette manière de voir. Ils se basaient alors sur les trois observations suivantes: Un malade atteint de fièvre typhoïde présentait une péritonite localisée du petit bassin. La culture du pus qui en provenait décela la présence du *bacillus coli* seul. Chez un autre malade ayant présenté un état typhoïde très marqué, ils trouvèrent à l'autopsie des abcès multiples du foie. Ces abcès renfermaient aussi du *bacillus coli communis*. Enfin observant dans une famille une véritable épidémie de fièvre typhoïde, MM. Rodet et G. Roux ne purent déceler, par des examens répétés, le bacille d'Eberth dans les selles. En revanche ils trouvèrent le *bacillus coli communis* en grande quantité et presque à l'état de pureté.

Confirmés dans leur hypothèse par les résultats bactériologiques des analyses d'eaux typhogènes, MM. Rodet et G. Roux (2), en 1890, dans une communication à la Société de biologie, devenaient plus affirmatifs. Ils concluaient à la similitude du bacille d'Escherich et du bacille d'Eberth. Les deux microbes ne seraient plus spécifiquement différents, le *bacillus coli* étant l'agent typhogène et le bacille d'Eberth étant la modification de ce dernier par le passage dans l'organisme. Chez deux typhiques, en effet, la ponction de la rate leur avait démontré la présence

(1) Rodet et Roux, *loc. cit.*
(2) Id., *ibid.*

du bacille d'Eberth alors que les selles ne renfermaient que du *bacillus coli* presque pur, à l'exclusion du bacille d'Eberth. Ils faisaient ensuite ressortir combien se confondaient souvent dans les cultures les caractères donnés comme typiques des deux microbes. Ils fixaient même un certain nombre de circonstances (températures élevées, vieillissement en culture) facilitant cette fusion des deux espèces. Mais dans tous les cas ils ne voyaient presque jamais l'Eberth prendre les caractères du *coli* ; c'est le *bacillus coli* qui modifiait son *habitus* pour s'identifier à l'Eberth, ce dernier restant relativement fixe.

Enfin tout dernièrement M. Rodet (1) ajoutait à l'appui des faits précédents la discussion de ces faits et des observations cliniques. Il posait alors formellement cette conclusion : « le bacille d'Eberth type que l'on trouve dans l'intimité des tissus des typhiques est le résultat d'une légère modification que subit le microbe, probablement du fait même de son passage dans l'organisme malade. »

Mais pendant qu'à Lyon on s'attachait à démontrer la virulence du *bacillus coli communis* particulièrement dans l'infection typhique, de nombreuses observations étaient publiées, montrant que cet agent peut dans bien d'autres circonstances devenir pathogène pour l'homme.

La présence du *bacillus coli communis* a été signalée dans des lésions de différente nature, et le plus souvent les auteurs n'hésitent pas à le reconnaître dans ces cas

(1) *Mémoires de l'acad. des sciences, belles-lettres et arts de Lyon.* Classe des sciences. Tome XXXI.

comme le seul agent pathogène. On lui a reconnu, entre autres propriétés, une action pyogène incontestable. A ce point de vue il est encore à rapprocher du bacille d'Eberth qui a la même propriété et qui l'a manifestée dans des circonstances analogues à celles que nous allons passer en revue à propos du *bacillus coli*.

On a retrouvé ce dernier dans des abcès, des péritonites, des pleurésies, dès angiocholites suppurées, etc. Ces suppurations sont ou non sous la dépendance d'un état typhoïde préexistant. Les deux cas rapportés par MM. Rodet et G. Roux à la Société des sciences médicales (nov. 1889) paraissent liés à l'infection typhique. Nous les avons cités plus haut à l'occasion de cette communication. Il s'agit dans un cas d'une péritonite suppurée localisée au petit bassin chez un typhique ; le pus mis en culture ne donna comme microorganisme qu'un bacille pris d'abord pour le bacille d'Eberth. Ce n'est que par une observation attentive que les auteurs virent qu'il s'agissait du *bacillus coli communis*. Le fait suivant concernait un malade dont l'affection, après avoir présenté les allures d'un simple ictère catarrhal, s'était terminée par un état typhoïde, et à l'autopsie duquel on trouva des abcès multiples du foie. Le pus hépatique donna encore des cultures pures du *bacillus coli*.

C'est aussi dans le pus d'abcès du foie que Veillon et Jayle (1) (1891) trouvèrent ce microorganisme à l'état de pureté, les abcès étaient d'origine dysentérique. Il est vrai de dire que les auteurs, dans leur communica-

---

(1) Veillon et Jayle. Prés. du b. coli com. dans un abcès dys. du foie. *Soc. de biologie*, 10 janvier 1891.

tion, hésitaient à attribuer au *bacillus coli* le rôle pathogène.

Le foie, par sa situation, semble être un des lieux de prédilection pour la localisation des lésions produites par le *bacillus coli*. On a cité, en effet, un certain nombre d'angiocholites suppurées où il semble avoir joué le rôle d'agent pathogène. Dans deux communications successives à la Société de biologie, MM. Gilbert et Girode (1) ont rapporté différents cas d'angiocholite suppurée à *bacillus coli*. Dans un des cas une cholécystite était consécutive à une dothienentérie. MM. Charrin et Roger, dans un cas analogue, trouvèrent un *bacillus coli* qui n'avait pas toute sa forme typique, notamment sur pomme de terre.

Naunyn, dans une observation analogue, remarqua quelques changements aux caractères du *coli*. Il réussit à reproduire expérimentalement chez le chien une angiocholite suppurée avec le même microbe. C'est, du reste, le résultat qu'ont aussi obtenu sur le lapin MM. Charrin et Roger (2), et qu'ils annonçaient peu de temps après à la Société de biologie.

Enfin, tout récemment, dans un autre cas d'angiocholite suppurée trouvée à l'autopsie d'un malade de M. Renaut, M. Rodet a réussi à isoler le *bacillus coli* où il se trouvait en culture pure.

Nous venons de voir le *bacillus coli* jouer un rôle des plus actifs dans la pathologie du foie. On a rapporté

(1) GILBERT et GIRODE. Contrib. à l'étude bact. des voies biliaires. *Soc. de biol.* 21 mars 1891.

(2) CHARRIN et ROGER. Angiocholites microb. expérim. *Soc. de biol.*, 27 février 1891.

nombre de faits différents dans lequels il s'est montré pathogène.

Laruelle (1), en 1889, publia un cas de péritonite par perforation causée par le *bacillus coli communis*. Un important mémoire de M. Malvoz (2), appelant l'attention sur les propriétés virulentes du *coli*, a paru cette année même. L'observation minutieuse d'une série de cas a convaincu cet auteur de l'extrême importance du *bacillus coli* comme microorganisme pathogène. Dans plusieurs cas de péritonite purulente il était parvenu à trouver le bacille d'Escherich à l'état de cultures pures. Quelques-unes de ces péritonites s'étaient produites sans perforation apparente. Dans deux circonstances, c'est au cours d'une affection aux allures typhiques que la péritonite se déclara. M. Malvoz trouva alors des ulcérations, des plaques de Peyer, mais il ne rencontra dans le péritoine que du *bacillus coli*, et dans un de ces cas la rate renfermait aussi des colonies de ce bacille (3). On a publié plusieurs cas de méningites dues au *bacillus coli communis*. Les observations sont dues à Neumann et Schäffer, Gabriel Roux, Adenot et Netter. Sur pomme de terre le bacille donne des cultures brunes et épaisses.

Les désordres locaux que nous venons de passer en revue ne sont pas les seuls accidents que peut engendrer

(1) LARUELLE. *Etude bact. des périt. par perf. La cellule*, t. IV. 1889.

(2) MALVOZ. *Arch. de méd. exp.* 1er septembre 1891.

(3) Au dernier moment il nous est permis d'enregistrer un nouveau résultat constaté par M. Rodet. Les cultures provenant d'abcès du rein d'origine calculeuse, ont fourni du *bacillus coli* en cultures pures. Le *bacillus coli* et le bacille pyogène urinaire ne seraient-ils pas identiques ?

:le *bacillus coli*. Aux cas d'infection générale répondent les observations de Hueppe sur le choléra nostras. Nous les avons rapportées plus haut. Récemment, MM. Gilbert et Girode ont attribué au *bacillus coli* le rôle pathogène dans des cas de cholérine terminés par la mort et où ils avaient rencontré le *bacillus coli* en culture presque pure dans l'intestin. C'est aussi à cet état que l'ont trouvé Macé et Simon dans les diarrhées infectieuses chez les enfants. A ces dernières se rattachent les infections mortelles des nouveau-nés qu'avait déjà signalées Wyss (1) en 1889 et qu'il attribuait au *bacillus coli*. Enfin, Macé, dans son traité pratique de bactériologie, déclare avoir trouvé le *bacillus coli* seul dans la rate chez plusieurs typhiques atteints d'une façon bénigne.

En somme, depuis quelques années on s'habitue à ne plus considérer le *bacillus coli* comme un simple saprophyte. Les adversaires de son rôle pathogénique dans la fièvre typhoïde ont songé à lui attribuer la spécificité d'une affection déterminée ; ils ont choisi le choléra nostras. Actuellement cette hypothèse ne nous paraît pas suffisamment démontrée ; du reste elle n'exclurait pas pour nous la possibilité d'un rôle au moins aussi important dans l'étiologie de la fièvre typhoïde.

Les exemples de deux maladies générales causées par le même microbe ne sont pas encore bien nombreux aujourd'hui. Mais on peut prévoir que dans un avenir prochain on expliquera facilement comment la même cause infectieuse, agissant sur l'organisme suivant plusieurs modes, peut produire plusieurs effets pathogènes.

(1) Wyss. Heidelberg, 1889.

CHAPITRE II

COMPARAISON DU « BACILLUS COLI COMMUNIS » ET DU BACILLE D'EBERTH. — LEUR UNITÉ SPÉCIFIQUE.

Le but que nous nous proposons en écrivant ce chapitre est de grouper les faits déjà connus et les observations personnelles qui les confirment, faits de nature à prouver l'étroite parenté qui unit les deux microbes.

L'ensemble des observations que nous avons recueillies dans cette partie de notre travail, nous permettra d'établir leur identité spécifique.

Pour ce faire, il importe de poursuivre leur étude sur les différents terrains où on les a rencontrés.

Les analyses d'eaux constitueront une partie de ce chapitre. Les observations bactériologiques portant sur les malades, nous occuperont en second lieu. Nous ferons ensuite une large part au *modus vivendi* des microbes hors de l'organisme et des milieux naturels, c'est-à-dire à leurs caractères morphologiques et biologiques.

I. Les analyses d'eaux prétendues typhogènes constituent un ensemble de preuves qui ne sont pas à négliger, étant donné que la contagion de fièvre typhoïde par l'eau est presque universellement admise et regardée comme un des modes les plus fréquents de la propagation de cette affection.

Un premier point qui a frappé les observateurs depuis longtemps, est que la souillure fécale paraît la plus apte à donner à l'eau le pouvoir typhogène. Depuis la découverte du bacille d'Eberth, cette seule constatation ne suffisait plus. Les observateurs étaient dans la nécessité de rechercher le typhique ayant, au préalable, contaminé l'eau, puis des traces du passage du bacille typhique dans cette eau.

En parcourant les relations des épidémies de fièvre typhoïde, nous ne trouvons mentionné l'ensemencement direct et récent par des typhiques, que dans les épidémies de Catherham, de Red-Hill, de Châtillon-sur-Seine (1884), d'Auxerre, de Neuville (1885). Mais, malheureusement, on s'est borné à constater ce fait, et le bacille d'Eberth n'a pas été recherché dans les eaux de boisson.

Gaffky avait recherché son bacille dans le puits de la caserne de Vittenberg sans parvenir à l'y trouver. A l'occasion de l'épidémie de Zurich, en 1884, C. Cramer ne le trouva pas davantage dans l'eau de la Limmat. Rietch échoua de même lors de l'épidémie du camp du Pas-des-Lanciers. A Hambourg, M. Simmonds ne put déceler la présence du bacille d'Eberth dans l'eau distribuée aux habitants, alors que sévissait une épidémie attribuée à l'usage de cette eau.

Le première recherche fructueuse du bacille typhique dans l'eau potable remonte à 1885. Mertz constata que l'eau d'un puits contaminé par une fosse d'aisance renfermait le bacille d'Eberth. En 1886, Dreyfus-Brizac et Widal le retrouvèrent dans l'eau d'une borne-fontaine appartenant à un quartier de Ménilmontant. La même année, Chantemesse et Widal décelèrent la présence d'un nombre vraiment considérable de bacilles d'Eberth dans l'eau de puits de trois maisons à Pierrefonds (1). Les mêmes auteurs analysant, au point de vue bactériologique, l'eau de Clermont-Ferrand (2), où sévissait une épidémie sérieuse, trouvèrent une seule fois le bacille d'Eberth dans un réservoir servant à alimenter une maison de son eau de boisson. Dans toutes leurs recherches sur les différents points de la canalisation, ils ne parvinrent pas à l'isoler. En revanche, ils observèrent un grand nombre de bacilles, qu'ils qualifient, dans leur rapport, de *bacilles ordinaires des matières fécales*.

Remarquons que cette recherche, comme les précédentes, est presque contemporaine de la découverte du *bacillus coli*. Nous savons aujourd'hui combien est hérissé de difficultés le diagnostic entre le bacille d'Eberth et celui d'Escherich. A cette époque, l'attention n'était pas encore attirée sur ce point, ce qui, à nos yeux, enlève une certaine valeur aux recherches que nous venons de citer.

On a trouvé plus rarement le bacille d'Eberth depuis que le *bacillus coli* est mieux connu. Dans les eaux de Bourg, de Cherbourg (1888), de Châtellerault, de Melun (1889), Vaillard l'a cependant rencontré après les épidé-

---

(1) *Revue d'hygiène*, 1887, p. 134.
(2) *Ibid.*, p. 368.

mies qui ont régné dans ces localités. On connaît aussi la relation de l'analyse d'eaux dans l'épidémie de Coïmbre (1). Les auteurs, MM. da Camara, Mello Cabral et da Rocha y virent du bacille d'Eberth en grande quantité. Il faut ajouter que ces expérimentateurs abordaient la technique bactériologique pour la première fois par ces recherches. Ceux qui savent combien est délicate la détermination du bacille d'Eberth n'auront qu'une confiance médiocre dans la valeur de ces résultats.

Les faits les plus récents de la découverte de ce microorganisme dans l'eau, sont ceux de MM. Dionis des Carrières (2) et Péré (3) (1891). M. Péré, dans les eaux d'Alger, a trouvé le bacille d'Eberth à côté du *bacillus coli*. M. Dionis des Carrières a aussi rencontré ces deux bacilles, mais dans des circonstances plus particulières. Il s'agissait de deux puits, dont l'eau était accusée d'avoir donné la fièvre typhoïde. De l'un il isola le bacille d'Eberth. Dans l'autre il ne trouva que le *coli communis*.

Ce fait de rencontrer le *bacillus coli* seul dans une eau typhogène n'est pas isolé. A Joigny et à Clermont-Ferrand, on avait trouvé les microbes ordinaires des matières fécales. A Epinay, M. Charrin eut à constater la présence d'un microbe se rapprochant beaucoup du bacille d'Eberth, mais s'en éloignant par quelques caractères ; c'était le *bacillus coli communis*.

A Cluny, en 1887, MM. Rollet, Morat et Arloing eurent l'occasion de suivre de très près une épidémie de

<hr>

(1) *Annales de l'institut Pasteur*, mai 1888.
(2) *Soc. méd. des hôpitaux*, 30 janvier 1891.
(3) *Annales de l'institut Pasteur*, 1891-92.

fièvre typhoïde qui sévissait spécialement sur le collège de cette ville. M. Rodet, chargé de l'analyse bactériologique de l'eau des puits accusés d'avoir transmis l'affection, isola un bacille qui fut pris, pendant un certain temps, pour le bacille d'Eberth, mais qu'une observation attentive démontra être le *bacillus coli*.

M. G. Roux examinant, à Lyon, l'eau d'un puits autour duquel s'était développée une petite épidémie de fièvre typhoïde, ne put, malgré de longues recherches, découvrir le bacille d'Eberth. Le *coli* se montra seul dans les cultures.

M. Rodet a encore constaté la présence de ce dernier dans une eau envoyée de Roanne par M. Chevalier et de Lyon par M. Mouisset. Dans ces deux cas il paraissait exister un rapport entre l'usage de cette eau et la fièvre typhoïde.

Nous devons à l'obligeance de M. le professeur Arloing la relation d'une observation récente d'endémie typhique étudiée, au point de vue bactériologique, par M. Rodet. Il s'agit d'une petite localité du département de l'Ain (Verjon), dans laquelle la fièvre typhoïde règne d'une façon endémique. L'eau de boisson est distribuée aux habitants après un captage très défectueux. Ces eaux proviennent de sources jaillissant des rochers auxquels sont adossées les maisons. Avant de se réunir dans un réservoir commun, elles filtrent dans le sous-sol des maisons, des écuries, rencontrant sur leur passage des fumiers et des fosses d'aisances élémentaires. Des échantillons d'eau ont été envoyés au laboratoire de médecine expérimentale, à deux reprises différentes, par les soins de M. le docteur Chambard, qui habite cette localité.

Ils renfermaient le *bacillus coli* en grande quantité, mais pas de bacille d'Eberth, et cela pendant que la fièvre typhoïde sévissait avec son intensité ordinaire.

On peut, dans cette dernière observation, invoquer, pour expliquer la contamination des eaux, l'ensemencement incessant par les matières fécales provenant des malades. Mais précisément, dans ce cas, le bacille typhique n'a pu être décelé dans les eaux suspectées à bon droit.

Du reste, des faits précédents il résulte que si la recherche du bacille d'Eberth a été souvent infructueuse, on a eu toujours beaucoup de peine à relier l'infection des fosses d'aisance et de l'eau à des cas antérieurs de fièvre typhoïde. On arrive cependant dans un certain nombre de ces cas à retrouver des traces de l'infection primitive en remontant parfois très loin dans l'histoire épidémiologique des localités. Dans ces circonstances, des auteurs se sont vus forcés d'admettre que le bacille d'Eberth s'est conservé, souvent pendant plusieurs années, avant de manifester sa présence par une épidémie. Anticipant sur les faits qui feront l'objet du chapitre suivant, nous déclarons ne pas croire à cette longue conservation du bacille typhique. Il faudrait que le contenu des fosses d'aisances, soit pour lui un milieu, sinon favorable à sa culture, du moins susceptible de le laisser vivre un certain temps. Or, des recherches que nous exposerons plus loin, il résulte que le liquide des fosses d'aisances, se comporte comme un véritable milieu toxique pour le bacille d'Eberth.

En résumé, nous ne possédons qu'un petit nombre d'observations probantes de l'existence du bacille d'Eberth dans les eaux suspectes. Dans ces cas mêmes, le *bacillus coli communis* a souvent été trouvé simultanément. Enfin ce dernier a été découvert seul dans des eaux dont l'usage paraît bien avoir déterminé la fièvre typhoïde.

A moins d'admettre que la fièvre typhoïde n'est pas une affection univoque, on doit conclure de la présence de ce microorganisme dans les eaux typhogènes, que le *bacillus coli communis* joue un rôle important dans l'étiologie de la fièvre typhoïde; et cela en se servant du même raisonnement qu'admettent les partisans du bacille d'Eberth.

II. Le second stade que doit parcourir le bacille typhique, avant d'envahir l'organisme, est très probablement l'intestin, dans l'hypothèse de l'infection par l'eau. C'est là qu'on doit s'attendre à le trouver, d'autant plus que tout le monde admet que la transmission du contage se fait par les matières fécales. Or, il est à remarquer que si, d'une façon à peu près constante, on décèle la présence du bacille d'Eberth dans les organes des typhiques, dans la rate, les ganglions mésentériques, les plaques de Peyer, etc..., on ne peut en constater la présence dans la cavité intestinale, dans la grande majorité des cas. On l'a cherché longtemps dans les selles des typhiques. Gaffky déclare ne l'y avoir jamais rencontré. MM. Rodet et Roux, frappés de ce fait, en faisaient un argument de leur première communication. Ils avaient cultivé, à différentes périodes de la maladie, les selles de plusieurs typhiques, et n'avaient obtenu que le *bacillus coli communis* et jamais le bacille d'Eberth. C'est du reste le cas de beaucoup d'expérimentateurs. Nous-mêmes, à plusieurs reprises, avons recherché chez des typhiques, dont la rate contenait le bacille d'Eberth, ce même bacille, sans jamais le rencontrer. Récemment, nous nous sommes placés dans les conditions indiquées par les auteurs classiques, c'est-à-dire nous avons choisi des malades entre le dixième et le vingtième jour de leur affection, sans plus de succès.

Contrairement à ce que voudrait la théorie classique, le bacille d'Eberth est donc très rare dans les matières fécales des typhiques. Est-ce à dire qu'il n'y soit jamais ? Des expérimentateurs très compétents ont signalé sa présence dans les selles typhiques ; de plus, sa présence ne nous paraît pas en désaccord avec nos idées. En effet, à quel moment les rares observateurs qui ont eu la chance de le trouver ont-ils signalé son existence ? Du dixième au vingt-deuxième jour, c'est-à-dire au moment des ulcérations et de la chute des escharres, comme l'ont fort bien fait remarquer ces mêmes observateurs. Les plaques de Peyer fourmillent, en général, de bacilles d'Eberth dès le cinquième ou sixième jour de l'affection. La chute des escharres doit en entraîner un certain nombre dans l'intestin, où l'analyse bactériologique les retrouve. Nous concevons alors que le microorganisme décelé par les cultures soit à cette période le bacille décrit par Eberth et Gaffky, le même qu'on rencontre dans la rate, avec tous les caractères que nous lui reconnaissons.

Mais les plaques de Peyer n'arrivent pas toujours à l'ulcération (1), d'où l'inconstance du bacille dans les

(1) Il pourrait même n'y avoir aucune espèce de lésions intestinales. Vaillard (*Sem. méd.*, 1890-12) a rapporté le cas d'un jeune

matières fécales. Il est à prévoir que dans le cas contraire il sera déversé en quantité plus ou moins considérable dans la cavité intestinale. Dès lors, le bacille trouvé dans ces conditions n'est plus un spécimen du bacille primordial qui a causé l'infection ; l'organisme l'a déjà transformé.

Peut-on trouver des traces de cette transformation dans l'organisme ? La question paraît, actuellement, difficile à résoudre. Nous connaissons cependant deux ordres de faits qui jettent une certaine lumière sur ces phénomènes :

MM. Charrin et Royer (1) ont observé une pleurésie hémorrhagique, compliquant une fièvre typhoïde, dans laquelle le liquide de la plèvre contenait des cultures pures de *coli*. Les cultures sur pommes de terre restaient pourtant un peu minces, assez semblables à de l'Eberth. On peut supposer que dans ce cas le *bacillus coli*, trouvant des conditions spéciales dans ce point particulier de l'organisme, n'a pas achevé son évolution ordinaire et a conservé la forme *coli*, quoique un peu modifiée.

En second lieu, il s'agit des observations de fièvre typhoïde où la ponction de la rate n'a retiré que du *bacillus coli*. Tel est le cas rapporté par M. Macé. Ici, la transformation ne s'est pas opérée du tout.

Nous avons observé un cas à peu près semblable. Le

soldat mort de la fièvre typhoïde après avoir présenté des accidents graves et une température de 40°, à l'autopsie duquel on ne trouva pas la moindre lésion intestinale. Les cultures de la rate, du sang du poumon, du bulbe, donnèrent du bacille d'Eberth.

(1) CHARRIN et ROYER, *loc. cit.*

bacille retiré de la rate d'une typhique présentait des caractères intermédiaires se rapprochant beaucoup du *bacillus coli*, nous reviendrons sur ce cas intéressant.

Les faits analogues aux précédents sont encore trop rares pour en tirer des conclusions précises. Nous devons nous borner à les enregistrer. Les deux stades extrêmes nous semblent cependant acquis et nous résumerons ainsi notre pensée :

Bacille d'Eberth dans la rate des typhiques, bacille d'Escherich dans leur intestin.

III. Cette affirmation implique en elle-même l'idée d'une séparation dans les caractères qui distinguent les deux microbes. Quel a été le critérium des auteurs et le nôtre, pour décider que dans tel cas il s'agissait du bacille d'Eberth, et dans tel autre du bacille d'Escherich ? Il a fallu tabler, non sur un caractère seul, nous n'en connaissons pas de typique, mais sur un ensemble, une sorte de moyenne entre les différents aspects sur les milieux de culture. A ne considérer que les formes bien tranchées, les différences ne sont pas déjà très considérables ; aussi, dans la majorité des cas, l'inconstance des caractères commune aux deux microbes rend-elle le diagnostic très difficile. Les observateurs ont souvent été frappés de voir, soit chez l'un, soit chez l'autre, les cultures prendre une tournure atypique, et cela, le plus souvent, sans cause apparente. Ces formes anormales oscillent, en général, entre les aspects types des deux bacilles, difficulté considérable, puisque les *bacillus coli* et le bacille d'Eberth se rencontrent dans des circonstances analogues et que la nécessité de leur diagnostic se

présente précisément dans ces cas. Aussi s'est-on efforcé
de trouver un caractère fixe qui permît de les distinguer
sûrement. Nous dirons un mot de ces méthodes après
avoir procédé à la comparaison du bacille d'Eberth et du
bacillus coli communis dans l'ordre habituel ; c'est-à-dire
que nous réunirons dans un premier groupe la morphologie et la culture dans des milieux autres que la pomme
de terre, caractères qui, d'une façon indiscutable, se
confondent presque complètement.

On est frappé, en lisant les traités de bactériologie, de
la ressemblance des descriptions morphologiques du bacille d'Eberth et du *bacillus coli*, au point qu'elles semblent
calquées l'une sur l'autre. On leur attribue en général une
longueur de 2 à 3 μ (1). C'est la dimension de la forme
décrite par Gaffky et c'est aussi l'une des plus fréquentes.
Mais dans la même culture on observe les longueurs les
plus variées, qu'il s'agisse du bacille d'Escherich ou du
bacille d'Eberth. Tantôt ce sont des formes extrêmement
courtes, tantôt de longs filaments parfois très grêles et
présentant des accidents de protoplasma. Ce dernier
caractère est généralement décrit avec soin et tient une
grande place dans la morphologie du bacille d'Eberth.
La plupart des auteurs ne le signalent pas dans leurs descriptions du *bacillus coli*, et cependant les mêmes circonstances qui favorisent son apparition dans les cultures du
bacille d'Eberth lui donnent aussi naissance dans celles

------

(1) Chantemesse (article du *Traité de médecine*) lui assigne une
épaisseur trois fois moins grande que la longueur. Babès fait remarquer avec raison que l'épaisseur serait alors de 0,7 μ à 1 μ, ce
qui est le double de la largeur ordinaire.

du *bacillus coli communis*. M. Malvoz (1) signale pourtant cet aspect variable des individus comme appartenant en propre à ce dernier, il fait remarquer qu'on le trouve très accentué dans les cultures sur gélatine à l'eau de malt. Nous avons souvent rencontré ces formes, particulièrement dans les vieilles cultures ; parfois aussi dès les premiers jours et dans une seconde ou troisième génération. Dans ces circonstances il nous a été donné de voir les formes les plus variées, les unes à côté des autres. Parmi des bacilles courts, bien colorés d'une façon uniforme et animés de mouvements de vibration brefs et rapides, d'autres individus se montraient, les uns plus pâles avec un espace incolore à leur centre, mais de longueur très peu supérieure aux précédents (4-5 μ), les autres grêles, filamenteux, occupés par de nombreux espaces clairs alternant avec des zones plus ou moins bien colorées. A première vue on pourrait prendre ces formes pour des *cocci* disposés en chaînette et assez éloignés les uns des autres ; un fort grossissement permet d'apercevoir ces espaces colorés reliés entre eux par deux minces bandes parallèles témoignant de l'existence d'une membrane d'enveloppe encore intacte. Certains de ces bacilles présentent sur la majorité de leur longueur ces portions incolores. Plus rarement nous avons pu voir ces formes filamenteuses vivement et uniformément colorées. L'ensemble de ces caractères est fréquent chez le bacille d'Eberth, on le retrouve à coup sûr dans les vieilles cultures de *bacillus coli*, dans des cultures ayant subi des influences altérantes. On a fait un caractère distinctif, peut-

(1) Malvoz. *Arch. de méd. exp.*, 1er sept. 1891.

être plus important, de la mobilité du bacille d'Eberth. En général, ce dernier a une intensité de mouvement plus considérable, mais combien de fois avons-nous vu le *bacillus coli* présenter à un haut degré ce caractère ! Il existe une ressemblance encore plus frappante dans les mouvements des formes allongées observées dans les deux espèces. Ce ne sont pas ces saccades brèves parcourant les formes courtes d'une extrémité à l'autre, ou les pliant en deux et les détendant comme un ressort, les mouvements plus lents d'ondulation ont quelque chose de serpentiforme.

Trouverons-nous des différences plus marquées dans l'étude macroscopique des cultures ? Sur gélatine, un seul caractère nous paraît à peu près constant, à la condition qu'on ensemence dans les mêmes conditions et au même moment deux échantillons des bacilles à différencier. Nous voulons parler de la plus grande lenteur de développement des colonies sur gélatine. Si nous mettons à part cette donnée difficile à utiliser dans la pratique, nous voyons que les colonies de bacilles d'Eberth, comme celles du *bacillus coli*, sont loin de présenter un aspect constant. Si nous lisons les descriptions données comme typiques du bacille d'Eberth, nous voyons ces colonies, examinées sur les plaques de Koch ou les tubes d'Esmarck, décrites comme des amas minces, pelliculaires, atteignant au bout de plusieurs jours le volume d'une lentille. Leurs rebords sont découpés et minces ; la teinte générale est nacrée, bleuâtre, un peu plus opaque au centre. Leur surface est irrégulière, couverte de stries radiées ou annelées, parfois présentant des circonvolutions analogues à celles de l'intestin ;

mais l'aspect décrit comme celui d'une montagne de glace est excessivement rare. Fréquemment on constate des colonies rondes, à contour régulier et plus opaques que les précédentes. L'épaisseur plus ou moins grande de la gélatine sur laquelle elles végètent, ne paraît pas indifférente à la prédominance des formes étalées ou des formes globuleuses.

Il nous a été donné de voir le *coli* prendre la plupart des formes que nous venons de citer. Escherich en avait décrit les principales ; nous les avons énumérées dans l'historique du *bacillus coli*. Ses formes étalées ressemblent à s'y méprendre à celles du bacille d'Eberth ; cependant nous croyons avoir remarqué que la teinte bleuâtre, en général uniforme sur les colonies de ce dernier, est remplacée au centre surélevé de la colonie du *bacillus coli* par une teinte blanc jaunâtre due à l'opacité de la couche plus épaisse à ce niveau. En somme, les différences sont si peu importantes, qu'il est impossible de séparer, sur des plaques de Koch ou dans des tubes d'Esmarch, les colonies appartenant à un mélange de bacilles d'Eberth et de *bacillus coli*. Cassedebat (1) concluait de l'examen des bacilles pseudotyphiques trouvé par lui dans les eaux de rivière, que la numération des colonies suspectées d'Eberthisme ne pourrait avoir de la valeur qu'à la condition que chacune d'elles fût ensemensée dans d'autres milieux et étudiée séparément.

L'addition d'acide phénique à la gélatine, procédé

(1) Bacilles pseudotyphiques trouvés dans les eaux de rivière, *Soc. de biologie*, 21 juin 1890.

assez employé pour la recherche du bacille d'Eberth dans l'eau, ne facilitera pas la solution du problème. Car, si le bacille d'Eberth présente une tolérance particulière pour l'acide phénique, le *bacillus coli* s'accommode très bien aussi de ce milieu, sinon mieux.

Il restera donc à l'observateur, mis dans la nécessité de séparer ces deux espèces vivant, par exemple, côte à côte, dans un tube d'Esmarch, à étudier chaque colonie sur les milieux ordinaires.

Ce n'est assurément pas la transplantation sur gélatine en strie ou en piqûre qui éclairera la question. Nous retrouverons là comme précédemment ce caractère impossible à utiliser, la croissance un peu plus lente du bacille d'Eberth et sa moindre puissance de végétation.

Si nous portons chaque spécimen dans le bouillon peptonisé à la température de la chambre, ou, ce qui est préférable, vers 34°, nous verrons s'accuser, dans certains cas, des différences un peu plus notables. Ce seront les cas extrêmes et les cas intermédiaires qui constitueront le plus grand nombre. Dans la première hypothèse, nous verrons, au bout de vingt-quatre heures, les bouillons ensemencés avec du *bacillus coli*, complètement troubles, présentant des reflets nacrés à la lumière transmise ; c'est à peine si dans les ballons renfermant de l'Eberth nous trouverons un léger trouble débutant par le fond du ballon. Ce dépôt se présente souvent sous forme de tourbillons blanchâtres à contours mal définis, très mobiles quand on imprime des mouvements au bouillon. Si on agite plus vivement ces stries, elles disparaissent en donnant au bouillon une légère opalescence. Au bout de huit jours il n'est plus possible de reconnaître macroscopiquement avec quels microbes a été ensemencé le bouillon, qui est plus fortement troublé et renferme un sédiment blanc jaunâtre déposé à sa partie inférieure.

Il peut cependant se produire à la surface du bouillon un phénomène inconstant et qui appartient plutôt au *bacillus coli*, c'est celui de la formation d'un voile fragmenté à la surface du bouillon. Ce voile n'est pas constant dans la culture du *bacillus coli*, mais il est assez rare dans celles de bacilles d'Eberth, bien que nous l'y ayons vu quelquefois.

En somme, le bouillon, pas plus que la gélatine, ne peut nous donner des renseignements suffisants pour distinguer le bacille d'Eberth de celui de l'intestin.

Bien plus importante au point de vue du diagnostic, la culture sur pomme de terre présente des différences tranchées et appréciables à première vue, mais dans les cas typiques seulement. Nous sommes encore obligés de faire cette restriction, qui reviendra souvent sous notre plume.

L'aspect classique des colonies d'Eberth sur la pomme de terre est le suivant : humidité au point d'inoculation, souvent très faible et visible seulement sous une certaine incidence. D'après les auteurs, on peut rencontrer la colonie sous forme d'une légère boursouflure qu'on a comparée à la surface glacée de certains gâteaux. Nous n'apprendrons rien de nouveau en disant que cette apparence est loin d'être invariable. Le même échantillon peut lui-même avoir un aspect tout différent quand les cultures ont vieilli dans les laboratoires. Plus loin, quand nous étudierons le développement du *bacillus coli*, nous serons frappés de voir que lorsque l'Eberth devient atypique, il se rapproche plus ou moins par ses caractères de ceux du *coli*. Une des premières observations relatives à cette variabilité d'aspect remonte à 1887. Frænkel et Simmonds (1) constatèrent à cette époque que l'aspect décrit par Gaffky n'était pas constant, que souvent on obtenait des cultures grises et épaisses, le reste de la pomme de terre étant coloré en brun.

Ali Cohen (2) crut pouvoir distinguer les quatre formes suivantes :

1° Culture invisible sur toute la surface ;

2° Culture macroscopiquement visible sur toute la surface ;

3° Culture visible limitée au centre ;

4° Dissémination invisible du bacille à la périphérie.

Il considérait la première comme seule typique, tout en constatant que les deux suivantes étaient les plus fréquemment observées.

Tandis que Frænkel et Simmonds rapportaient ces différences à la nature des pommes de terre, pour Ali Cohen tout résidait dans le bacille lui-même. Buchner a observé pourtant un fait qui plaiderait en faveur de l'opinion de Frænkel et Simmonds ; il obtenait en effet des cultures luxuriantes et jaunâtres en alcalinisant les pommes de terre au moyen du carbonate de soude.

En 1890 Babès (3), dans un mémoire retentissant, dé-

(1) *Zeitschrift für Hygiene*, 1887.
(2) *Des Typhus Bacillus*.
(3) Uber Varietaten des Typhus Bacillus, *Zeitschrift für Hygiene*. IX, 1890.

clara formellement que les caractères fournis par Gaffky, puis par MM. Chantemesse et Widal, étaient insuffisants pour distinguer le bacille d'Eberth des formes analogues. Sur des pommes de terre dont la partie inférieure plongeait dans l'eau, il constata les caractères suivants :

Dans le tiers supérieur, petites colonies transparentes, brunâtres, saillantes au milieu, granuleuses à la périphérie, bientôt confluentes ;

Au tiers, moyen couche uniforme, luisante, cohérente, à peine visible ;

Au tiers inférieur, la couche était simplement humide. Au bout de plusieurs jours la couleur devenait uniformément brune.

Comme on le voit, nous sommes loin de l'aspect que décrit Gaffky comme caractéristique. Une culture provenant du laboratoire de ce dernier n'a pas présenté entre les mains de Malvoz la couche glacée classique, à peine apparente, mais souvent une traînée brunâtre, s'étendant peu au dehors du trait d'ensemencement.

Si nous recherchons maintenant quels sont les caractères qu'on attribue communément au *bacillus coli*, nous constatons en général que ces descriptions n'ajoutent rien à ce qu'Escherich lui-même avait décrit : cultures luxuriantes, de couleur maïs ou purée de pois. Dans les très nombreux échantillons de *bacillus coli* qu'il nous a été permis d'étudier, nous avons trouvé assez peu souvent cet aspect dans toute sa pureté. Dans la majorité des cas les cultures sont épaisses et brunes. Mais il ne paraît pas exister de rapport constant entre l'épaisseur et l'intensité de la coloration. En d'autres termes, nous avons vu des cultures minces et très brunes, et des cultures épaisses, mais presque incolores. Nous avons aussi constaté la possibilité du type Eberth complètement caractérisé. Nous détachons de notre carnet de laboratoire les notes suivantes, écrites après l'examen d'une culture sur pomme de terre de *bacillus coli* provenant de l'intestin d'un homme sain, en seconde génération, et n'ayant subi aucune influence dysgénésique : « Humidité répandue sur toute la surface de la pomme de terre, qui n'a pas sensiblement changé de couleur. A l'examen microscopique on voit des bacilles de longueur diverse, sans qu'il y en ait de très longs. Mouvements pas très rapides, consistant en vibrations brèves et rapides (préparation humide). Ils ont inégalement absorbé la couleur (fuschine). Quelques-uns sont colorés d'une façon homogène et avec une intensité moyenne ; d'autres n'ont presque pas pris de couleur et sont pâles, d'une façon homogène aussi. La plupart sont colorés inégalement, présentant la plus grande partie de leur longueur pâle et des parties plus colorées, diversement disposées, particulièrement en grains très petits, les uns dans la continuité, d'autres aux extrémités, quelques-uns n'occupant qu'une partie de l'épaisseur. (Culture III, du 22 juillet 1891.)

Les pommes de terre constituent, en somme, un milieu assez précieux pour la culture du bacille d'Eberth et du *bacillus coli ;* mais elles ne font pas exception à la règle générale, et si les cultures présentent, le plus souvent, des caractères faciles à constater, l'inconstance de ces mêmes caractères leur enlève une grande partie de leur valeur.

L'usage des températures dysgénésiques indiqué par M. Rodet (1) pourrait-il suffire à établir le diagnostic?

Le *bacillus coli* végète jusqu'à 46° — l'Eberth est arrêté dans son développement vers 44°,5 ou 45°. Nous rangeons ce caractère parmi les plus constants ; mais où le procédé des cultures à température élevée est extrêmement pratique pour l'isolement et l'obtention des cultures pures, il est difficile à employer dans la distinction des deux microbes, et impossible quand ils sont mélangés, dans une eau de boisson par exemple. Du reste, c'est un caractère facilement modifiable, puisque le chauffage brutal à 8o° par exemple, abaisse considérablement la limite de culture du *bacillus coli* aussi bien que celle du bacille d'Eberth.

Nous ne dirons qu'un mot de la réaction de l'indol, à laquelle on n'attache plus du reste une très grande importance. Les cultures un peu anciennes de bacille d'Eberth la produisent, et elle est en général très faible avec le *bacillus coli;* Baginsky avait, du reste, signalé l'absence de l'indol et du phénol, dans son étude approfondie des produits formés par le *bacillus coli* (2).

Dernièrement on a signalé une propriété déjà vue par Escherich, et qui appartient en propre au *bacillus coli.* Nous voulons parler de la fermentation des sucres sous son influence. Ces expériences ont reçu dès leur apparirition un démenti immédiat. Nos études n'ont pas porté spécialement sur ce nouveau point de vue;

(1) *Soc. de biologie,* 22 févr. 1890.
(2) Zur Biologie der Normalen Mit. *Zeitschrift f. physiologische Chemie.* Bd XIII, Ht 4.

nous réserverons donc notre opinion à ce sujet, tout en faisant remarquer que d'autres microorganismes, des levûres par exemple, peuvent perdre complètement leur pouvoir le plus important, leur action fermentative, sous l'influence de certaines circonstances.

Nous insisterons, de plus, sur ce fait que jusqu'à présent on n'a trouvé aucun caractère au bacille d'Eberth qui n'appartînt en même temps au *bacillus coli*. Quand une propriété nouvelle était signalée à l'un des deux, c'est toujours à ce dernier qu'elle était dévolue. Nous rapprocherons cette remarque des observations que nous avons faites au sujet de la végétabilité de ces microbes dans les différents milieux. Le *bacillus coli* présente une végétation généralement plus luxuriante que celle du bacille d'Eberth; et c'est là ce qui fait le fond des différences observées. Les propriétés biologiques sont les mêmes pour les deux bacilles, mais le *bacillus coli* les exagère, il donne l'impression d'un microbe bien portant, comme le bacille d'Eberth donne celle d'un organisme affaibli (1).

IV. — Pour établir définitivement les rapports de cause à effet entre un microbe et la maladie dont on le soupçonne d'être l'agent, l'inoculation des cultures est le complément important des caractères tirés de la morphologie et de la biologie du microbe. Peut-on déterminer une fièvre typhoïde expérimentale ? Il n'en est malheureusement pas ainsi. Aucune espèce animale n'est

(1) MM. Rodet et Roux, dans leur communication à la Société de biologie, avaient déja insisté sur le défaut de résistance du bacille d'Eberth.

atteinte naturellement de cette affection; on pouvait espérer du moins la communiquer artificiellement, comme on donne la tuberculose à des animaux qui n'en sont pas atteints habituellement. Les lésions que l'on produit par l'inoculation, lésions des plaques de Peyer, tuméfaction de la rate, etc., ont bien quelques rapports avec celles de la dothiénentérie; mais outre qu'on peut les retrouver dans d'autres infections expérimentales, le tableau clinique de l'affection communiquée est loin de ressembler à celui de la fièvre typhoïde. Quelques auteurs cependant croient trouver des ressemblances suffisantes pour conclure de ce fait à la spécificité du bacille d'Eberth dans la fièvre typhoïde; cés mêmes observateurs ne devraient plus avoir aucun doute sur l'unité des deux bacilles, en présence de la similitude presque absolue des lésions que chacun d'eux détermine dans l'organisme animal. A côté des observations de Frænkel et Simmonds (1), A. Frænkel (2), Seitz (3), Chantemesse et Widal (4) qui affirment plus ou moins catégoriquement avoir reproduit l'infection typhique, nous trouvons à citer les travaux de Sitotinin, puis de Beumer (5) et Peiper qui concluent d'ans un sens tout à fait différent. Bien que notre opinion ne soit pas celle de ces derniers expérimentateurs, nous devons nous borner, dans l'état actuel des choses, à ne demander à l'inoculation des

(1) *Die ætiologioche Bedeutung des Typhus Bacillus.* — Hamburgu. Leipsig, 1886.
(2) *Centralblatt f. klinische Medicin.* 1888.
(3) München, Finsterlin. 1886.
(4) *Arch. de Phys.* 1887.
(5) *Zeitschrift f. Hygiene,* 1886. Bd I. Ht. 3.

cultures du bacille d'Eberth et du bacille d'Escherich, que la mesure de la virulence des deux microorganismes.

Si nous passons brièvement en revue les résultats obtenus par les divers expérimentateurs, nous constatons que jusqu'en 1886, aucun d'eux, et Gaffky lui-même, n'était parvenu à produire une infection quelconque avec du bacille d'Eberth (1). Plus heureux, Frænkel et Simmonds obtinrent la mort des animaux en expérience, avec l'hypertrophie et la congestion de la rate, la tuméfaction des plaques de Peyer, chez les lapins et les souris, dans un cas chez le cobaye. A. Frænkel expérimenta sur cette dernière espèce avec un succès plus complet. Il avait porté le bacille directement dans le duodenum. Dans la moitié des cas, il eut des résultats positifs, il put même constater une ulcération des plaques de Peyer. Seitz répéta ces expériences et fit des constatations analogues; de plus, il injecta par la voie stomacale des selles diarrhéiques qui ne produisirent aucun effet, et des matières fécales de typhiques qui fournirent des résultats analogues à ceux qu'il avait obtenus avec des cultures pures. Sirotinin, bien qu'il eût constaté lui-même les ecchymoses intestinales, les lésions des plaques de Peyer et de la rate, ne considéra ces phénomènes que comme le résultat d'une intoxication. Chantemesse et Widal reprirent toutes ces expériences en 1887 : trente souris blanches inoculées dans

---

(1) Avec les selles ou les organes des typhiques, les résultats ne furent pas plus heureux. MM. PERRET et RODET furent des premiers à inoculer les produits directs des typhiques, soit par la voie intra-veineuse, sous-cutanée ou gastro-intestinale, mais sans résultats constants.

le péritoine, avec 1ᶜᶜ de bouillon en culture depuis trois jours, ont succombé, à l'exception de deux, dans un délai de un à trois jours ; même résultat par l'inoculation dans le tissu cellulaire de la peau du dos. Les cobayes leur ont fourni des résultats positifs dans la moitié des cas, la mort se produisait du premier au dixième jour avec les lésions décrites par Frænkel et Simmonds. Quatre lapins inoculés dans le péritoine avec 2 à 4ᶜᶜ de cultures sont restés vivants, mais deux d'entre eux avaient présenté de la diarrhée et de l'amaigrissement. La voie intra-veineuse ne donna pas de meilleurs résultats, un seul lapin mourut au dixième jour. MM. Chantemesse et Widal ont constaté, dans le cours de ces expériences, un cas qui leur parut important. Chez un de ces animaux sacrifiés en pleine période de diarrhée, ils trouvèrent, avec les lésions habituelles de la rate et des ganglions mésentériques, une ulcération de la dernière plaque de Peyer. Le sang du cœur, comme cela arrive souvent chez les lapins, ne contenait pas de bacille d'Eberth.

Echerich, dans l'étude complète qu'il avait faite de sa bactérie, avait aussi expérimenté sur les animaux et constaté sa nocivité. Nous connaissons aussi les résultats de Hueppe (1) (mort des cobayes en douze ou trente heures), ceux que Charrin et Roger obtinrent avec le *bacillus coli* retiré du liquide d'une pleurésie hémorrhagique. Nous n'insisterons pas sur la description de ces expériences, qui toutes constatèrent la virulence du *bacillus coli*, car nous ne saurions mieux faire ressortir

____

(1) *Berliner klinische Wochenschrift,* 1887, p. 591.

l'analogie des effets pathogènes du *bacillus coli* avec ceux du bacille d'Eberth qu'en citant la phrase suivante, empruntée à un traité élémentaire de bactériologie, à l'ouvrage de M. Macé : « Les cultures (de *bacillus coli*) inoculées aux lapins et aux cobayes par injections sous-cutanées ou intra-veineuses, amènent la mort dans un laps de temps variant entre 1 à 3 jours. Les symptômes qui suivent l'injection sont de fortes diarrhées et une sorte d'état comateux. A l'autopsie, on trouve l'intestin fortement hypérémié, présentant de nombreuses taches rouges, les plaques de Peyer tuméfiées et souvent de l'épanchement dans le péritoine » (1). Nous avons obtenu ces mêmes résultats chez les cobayes et les lapins, en choisissant de préférence l'inoculation par la voie intra-péritonéale. Nous avons inoculé deux cobayes avec du bacille d'Eberth et simultanément trois autres avec du *bacillus coli*. Les deux premiers sont morts le septième et le onzième jour, les cobayes inoculés avec du *bacillus coli* ont succombé successivement le deuxième, le hui-tième et le dix-huitième jour. Les lésions étaient abso-ment analogues dans ces divers cas : rate gonflée et bru-nâtre, recouverte d'un léger exsudat, foie congestionné, plaques de Peyer tuméfiées avec de petits foyers hémor-rhagiques, liquide roussâtre dans l'intestin. La sérosité péritonéale et le sang du cœur renfermaient le bacille en grande quantité et en cultures pures. Dans tous les autres cas où nous avons expérimenté avec le *bacillus coli*, nous avons toujours remarqué des effets analogues

---

(1) M. Rodet a observé des résultats analogues en faisant in-gérer à des cobayes des cultures pures de *bacillus coli*.

à ceux que les auteurs ont obtenus avec les cultures du bacille d'Eberth. Les lapins se sont montrés constamment moins sensibles à l'action de ce dernier, aussi bien qu'à celle du bacille d'Escherich. Mais chez eux, comme chez les cobayes, les lésions ont été les mêmes avec l'un ou l'autre bacille ; leur intensité, proportionnée à la quantité des cultures inoculées, a été identique dans les deux cas. Telles sont les lésions qu'on obtient avec les échantillons ordinaires du *bacillus coli* retiré des selles normales, mais il peut présenter des effets bien plus pathogènes, et cela sous l'influence de circonstances que nous étudierons dans le chapitre suivant. Avec des cultures très virulentes, nous avons obtenu des lésions fortement accentuées, nous avons observé, notamment chez un cobaye, des plaques de Peyer extrêmement malades, tuméfiées, friables, entourées d'une auréole inflammatoire ; une d'elles, enfin, présentait une ulcé-ration très nette. Il nous a paru important d'étudier la modification imprimée par l'organisme animal à ce bacille si virulent. L'inoculation en série nous a fourni quelques résultats intéressants à noter ; après cinq passages successifs chez les cobayes, nous avons vu le microbe perdre peu à peu de sa virulence (en même temps que la culture souche, réensemencée un nombre égal de fois, conservait sa virulence primitive). Après chaque passage, l'aspect des cultures sur pomme de terre se modifiait et devenait plus mince. La morpho-logie du bacille était impressionnée encore plus pro-fondément, les éléments devenaient extrêmement longs, filamenteux et très mobiles. Nous ne prétendons pas pour cela avoir encore obtenu le type parfait *de l'Eberth ;* le séjour du microbe dans l'organisme a été trop court et n'a peut-être pas rencontré les conditions qu'il trouve dans l'organisme humain. Il n'est pas moins vrai qu'une modification s'est produite dans ce sens. Nous ajouterons au fait observé par nous un résultat analogue de M. Rodet avec un *bacillus coli* d'une autre origine, inoculé en série au cobaye. Il observe aussi une notable diminution du viruleux.

Nous ne sommes donc pas encore à même de démontrer la transformation complète du *bacillus coli* en bacille d'Eberth par le séjour dans l'intimité de l'organisme, mais de ce qui précède nous pouvons conclure que le bacille d'Eberth et le *bacillus coli*, doués d'une virulence égale pour les mêmes animaux, produisent dans leurs organes des lésions semblables et de même intensité.

En rapprochant ces faits des résultats antérieurs obtenus par les analyses d'eaux typhogènes, des examens bactériologiques portant sur les malades, des caractères morphologiques et biologiques que nous avons vus si semblables, il nous est permis d'affirmer l'unité spécifique du bacille d'Eberth et du bacille d'Escherich.

L'existence d'un même microbe, sous deux états différents, l'un pathogène, l'autre indifférent, n'est pas isolée dans la science. Tel est le cas du *bacille diphtéritique* de Klebs. Lœffler n'avait pu lui constater d'autre différence avec un bacille qu'il trouva à l'état normal dans la bouche, et qu'il nomma bacille *pseudodiphtéritique*, que l'absence de virulence chez ce dernier. D'autre part Roux et Yersin ne purent rendre sa virulence à du bacille diphtéritique auquel ils l'avaient enlevé artificiellement. Dès lors, ce bacille n'avait plus aucune espèce de dissemblance avec le bacille pseudodiphtéritique; et ces auteurs sont bien près de les identifier. Nous pensons que le *bacillus coli* et le bacille d'Eberth ne doivent pas davantage être distingués l'un de l'autre, au moins en tant qu'espèces.

CHAPITRE III

LE BACILLE D'EBERTH ET « LE BACILLUS COLI COMMUNIS »
DANS LE CONTENU DES FOSSES D'AISANCES.

Les observateurs qui ont étudié les épidémies et les cas isolés de fièvre typhoïde, ont presque toujours signalé le rapport qui existe entre la souillure de l'eau par les matières fécales et l'apparition de la maladie. Les fosses d'aisances étant généralement accusées de conserver et de disséminer le germe typhique, il paraît assez naturel qu'on recherchât à cette source même les éléments de l'infection.

Or il est à remarquer que ces recherches, même récentes, ont été faites à un point de vue exclusif, elles ont toujours été d'ordre chimique. On s'est attaché à doser les sels, les matières organiques, etc., contenus dans les fosses. L'étude des émanations gazeuzes d'hydrogène sulfuré, d'ammoniaque, d'acide carbonique a surtout attiré l'attention. Wolfhügel par exemple, Würtz en 1881, ont poussé leurs investigations jusqu'à examiner la terre dans le voisinage des fosses fixes, mais toujours au point de vue chimique.

De la recherche des microorganismes dans des conditions analogues nulle trace.

Les matières fécales fraîches ont été l'objet d'expériences plus nombreuses. On a étudié les microorganismes qu'elles renferment. Escherich en a isolé le *bacillus coli communis* et le *bacillus lactis aerogenes;* depuis, de très nombreux observateurs se sont livrés aux mêmes recherches. Enfin les expériences d'Uffelmann (1) doivent attirer tout spécialement notre attention. Il s'agit de la conservation du bacille d'Eberth dans les matières fécales. Les conditions dans lesquelles s'est placé Uffelmann répondent-elles aux *desiderata* que nous formulions plus haut ? Nous pourrons apprécier dans quelle mesure il a réalisé les phénomènes qui se passent dans les fosses d'aisances, après avoir analysé ses expériences. Elles sont au nombre de cinq. Dans les premières, il avait obtenu un mélange très liquide de selles fraîches et d'urine, de réaction neutre dans un cas, très légèrement acide dans l'autre. Il ensemença le tout avec une *grande quantité* de bacille d'Eberth. Il eut à enregistrer deux résultats différents : dans le tube à réaction neutre, persistance du bacille d'Eberth pendant quatre mois et augmentation de nombre par rapport aux autres microorganismes. Le mélange était dans ce cas à la température de l'étuve; un second tube, de la même expérience, conservé dans le laboratoire à une température variant entre 0° et 10°, ne présentait plus de bacille d'Eberth, deux mois après. Dans le second mélange à réaction légèrement acide,

---

(1) Die Dauer der Lebenfahigkeit von Typhus und Cholera Bacillus in Fæcalmassen — *Centralblatt f. Bact.* 1889. — Band V. N° 15.

disparition bien plus rapide du bacille, qui n'existait plus dans le tube à 20°, un peu plus d'un mois après. Au bout de 21 jours ils avaient déjà disparu dans le tube laissé à la température extérieure. Avec des selles datant de quatre semaines, ce sont les plus vieilles qu'il ait employées, résultat analogue à ceux de la première expérience. Puis il se servit de fèces non mélangées d'urine (réaction neutre); le tube, laissé à la température du dehors (0° 9°) ne présentait plus de bacilles deux mois après; l'auteur attribua leur disparition à la prédominance d'un autre microorganisme qui les aurait détruits. Enfin, dans un mélange de terre sèche, de fèces et d'eau de pluie, il constata l'augmentation de nombre du bacille d'Eberth.

Dans toutes les appréciations de variation de quantité de ce microbe, Uffelmann ne donne jamais qu'un rapport avec les autres microorganismes, et non pas un chiffre absolu. Il est difficile de conclure qu'il y a eu prolifération véritable. Il ressort cependant de ces expériences que le bacille d'Eberth s'est conservé près de quatre mois dans ce mélange d'Uffelmann. Nos expériences nous ont montré que la survie du bacille d'Eberth dans les fosses d'aisances, devait être très courte. Uffelmann s'était placé dans des conditions que nous considérons comme différentes des conditions habituelles. Le mélange sur lequel il expérimentait n'est pas celui des fosses d'aisances, la réaction n'est en tout cas pas la même, elle est fortement alcaline dans ces dernières. Ce n'est pas le seul reproche que nous lui ferons. Le milieu où vivent les microorganismes dans les fosses d'aisances, ne ressemble pas à celui qu'on peut obtenir en mélangeant artificiellement les matières fécales et l'urine. Agglomérés en grande quantité, pendant un temps très long, ces produits sont profondément modifiés dans leurs propriétés chimiques. Nous empruntons à Müntz le tableau suivant qui pourra nous donner quelques notions sur le milieu dans lequel est ensemencé le bacille typhique.

DENSITÉ	1031	1017,5	1007
Eau.	950,819	981,75	989,52
Azote ammoniacal.	6,60	4,60	1,72
Azote organique.	2,80	1,90	0,22
Acide phosphorique.	3,30	1,00	0,25
Potasse.	2,03	1,15	0,15

Il ne manque à cette analyse de trois types variés de liquide retiré des fosses d'aisances qu'une donnée, difficile à remplacer, la connaissance des produits de sécrétion des nombreux microbes qui habitent ce milieu. Ce sont ces substances longtemps accumulées qui influent certainement le plus sur la croissance du bacille typhique et nous sommes en droit de supposer qu'elles manquent ou sont en quantités extrêmement faibles dans le mélange préparé par Uffelmann. En conséquence, nous pensons que les expériences de cet auteur n'ont qu'une importance très restreinte dans la question qui nous occupe.

Nos expériences personnelles ont été dirigées à deux points de vues différents. Nous avons d'abord recherché quels étaient les microorganismes vivant le plus communément dans les fosses d'aisances. Nous avons porté spécialement nos recherches sur le bacille d'Eberth; cette dernière question étant résolue négativement, deux alternatives nous restaient : ou bien le bacille d'Eberth avait disparu, ou bien il n'avait jamais été ensemencé dans la fosse d'aisances, en usage depuis plusieurs années, qui a servi à notre étude. La première hypothèse nous suggéra l'idée de suivre *in vitro* la marche de cette disparition présumée.

Nous diviserons donc en deux parties la description de nos expériences. Dans la première nous étudierons comparativement le mode de culture du bacille d'Eberth et du *bacillus coli*, dans le contenu liquide des fosses d'aisances. Dans la seconde partie, après avoir constaté la présence du *bacillus coli* en quantité considérable dans les fosses, nous étudierons les changements qui ont pu se produire dans sa morphologie et sa virulence par le fait de son séjour dans ce milieu.

I. Nous avons recueilli une certaine quantité du contenu liquide d'une fosse d'aisances. C'est dans ce milieu lui-même, et non dans un mélange plus ou moins approximatif, que nous nous proposions de cultiver les deux bacilles. Une difficulté se présentait, l'existence de nombreux microorganismes préexistant dans ce nouveau bouillon de culture, et la gêne apportée par leur présence dans les contrôles ultérieurs. Nous avons pris le parti d'éliminer ces microorganismes, en respectant le plus possible la composition chimique du milieu. La stérilisation par la chaleur nous aurait probablement privé de quelques éléments, aussi avons-nous donné la préférence à la filtration sur la bougie Chamberland. Nous avons obtenu ainsi un liquide limpide, doré, et d'une réaction alcaline. Réparti dans des ballons, comme du bouillon ordinaire, sa stérilité constatée, il était prêt pour l'ensemencement.

PREMIÈRE EXPÉRIENCE. 5 mars 1891. — Nous choisissons deux échantillons de *bacillus coli*, l'un provenant des selles normales, l'autre retiré du liquide même de la fosse (ses propriétés très spéciales nous occuperont longuement dans la deuxième partie de ce chapitre). Nous ensemençons avec ces deux cultures et avec du bacille d'Eberth, retiré de la rate par la ponction, un nombre égal pour chaque série de ballons renfermant le liquide filtré de la fosse. Dans cette recherche comme dans les suivantes, les cultures ont été soumises, au moins pendant les premiers jours, à une température de 34°. Le 19 mars, nous constations les résultats suivants :

1° Ballons renfermant le bacille intestinal : liquide très trouble, bacilles très nombreux (morphologie du *bacillus coli communis*); multiplication évidente et rapide;

2° Bacille de la fosse : liquide louche, moins de bacilles que précédemment, assez cependant pour qu'on puisse affirmer qu'on n'ait pas seulement affaire à la semence ;

3° Bacille d'Eberth : pas de trouble appréciable; quelques bacilles rares, certainement dus à la semence, pas de multiplication.

Conclusion : le *bacillus coli* se *multiplie* dans le liquide de fosse, le bacille d'Eberth ne s'y *multiplie pas*.

DEUXIÈME EXPÉRIENCE. 27 avril 1891. — L'expérience précédente est répétée dans des conditions analogues. Le 8 mai nous inscrivons les résultats suivants : les ballons ensemencés avec le *bacillus coli de la fosse* sont extrêmement troubles, ceux du *bacillus coli normal* sont également troubles. Les ballons d'Eberth sont restés absolument limpides et à l'examen microscopique on ne retrouve que de très rares bacilles.

Le 28 octobre (6 mois après) nous pratiquons avec ces ballons, conservés à la température du laboratoire, des ensemencements en bouillon, en gélatine, et sur pomme de terre. Le bacille d'Eberth ne donne signe de vie sur aucun milieu. Le bacille de l'intestin n'a plus qu'un petit nombre d'individus, mais vit encore; enfin le *bacillus coli de la fosse* donne immédiatement des cultures sur tous les milieux. Sur pomme de terre, c'est une couche d'une épaisseur notable, jaune maïs, crémeuse, mais assez unie. La morphologie est presque uniforme.

Conclusion : le *bacillus coli* se *multiplie* et se *conserve* dans le liquide des fosses d'aisances; l'Eberth ne s'y *multiplie pas* et y *meurt*.

Troisième expérience. 14 novembre 1891. — Cette expérience, comme les suivantes, porte sur la durée de conservation du bacille d'Eberth. Nous nous sommes entourés des précautions les plus minutieuses, destinées à nous mettre à l'abri de tout reproche. Nous avons constaté préalablement que chaque ballon de liquide de la fosse filtré était stérile au début de l'expérience ; puis nous avons pratiqué l'ensemencement. Immédiatement après, avec la dilution de culture d'Eberth ainsi obtenue, nous avons ensemencé deux ballons témoins pour chaque échantillon de liquide filtré. Les jours suivants, les ballons témoins étaient troubles, l'examen microscopique confirmait la présence du bacille d'Eberth dans leur contenu. Nous avions donc bien introduit dans le liquide filtré des cultures réellement vivantes. Dans toutes les expériences qui suivent nous avons adopté cette technique, sur laquelle nous ne reviendrons plus.

Pendant tous les jours qui suivirent l'ensemencement en liquide filtré, aucun trouble ne s'y déclara. Le 25 novembre nous constations la mort du bacille, l'ensemencement réitéré en gélatine, en bouillon à 34° et sur pomme de terre, resta constamment stérile.

Conclusion : dans cette troisième expérience nous avons eu la preuve de la *mort* du bacille d'Eberth au bout de *quatorze jours*.

QUATRIÈME EXPÉRIENCE. 19 novembre 1891. — Nous avons employé dans ce cas le bacille d'Eberth retiré de la rate à l'autopsie d'un typhique (culture peut-être affaiblie par une température de 45°). Le 24 novembre, cinq jours après le début de l'expérience, le bacille d'Eberth avait disparu dans les cultures.

Conclusion : le bacille d'Eberth est *mort* dans cette expérience en *cinq jours*.

CINQUIÈME EXPÉRIENCE. 23 novembre 1891. — La mort rapide du bacille d'Eberth dans le liquide de fosse nous a engagé à étudier dans un échantillon de la même prise, la croissance du *bacillus coli*. Nous nous sommes servis comme précédemment de *bacillus coli* de l'intestin et de *bacillus coli* de la fosse. Le 20 décembre nous avons constaté sa persistance, de même que nous avions assisté à sa multiplication rapide.

Conclusion : dans le même échantillon de liquide de

fosse où le bacille d'Eberth est mort en cinq jours, le *bacillus coli* s'est *multiplié*, et à l'heure où nous écrivons ces lignes est encore *vivant*.

Sixième expérience. 25 novembre 1891. — Cette dernière série de recherches a été faite avec du bacille d'Eberth retiré de la rate chez le vivant par la ponction. Des examens pratiqués successivement le 28 novembre, le 1er et le 6 décembre, constatèrent la survie du bacille mis en culture. Le 12 décembre seulement, les cultures furent démontrées stériles, c'est-à-dire dix-sept jours après l'ensemencement en liquide de fosse. C'est la plus longue survie que nous ayons observée. Cette longue durée relative attira notre attention, c'est alors que nous fûmes frappé de l'aspect des cultures sur pomme de terre ; elles se montraient jaunâtres, luisantes et d'une épaisseur appréciable, à l'examen microscopique la morphologie était peu variée, les formes courtes dominaient. Enfin à 45°5 elles donnèrent un trouble appréciable dans le bouillon dès le second jour. L'allure générale du bacille qui avait servi à cette dernière expérience se rapprochait assez de celle du *bacillus coli*. La ponction avait donc retiré de la rate d'un typhique une de ces formes intermédiaires, qui sont peut-être plus fréquentes qu'on ne le croit.

Des six observations qui précèdent, nous sommes en droit de conclure que :

1° Le *bacillus coli communis* se cultive très bien et se conserve indéfiniment dans le contenu liquide des fosses d'aisances ;

2° Le bacille d'Eberth ne s'y multiplie pas ;

3° Ce dernier y meurt rapidement dans un laps de temps variant entre un ou deux septenaires ;

4° Ce caractère, comme les autres d'ailleurs, est variable dans une certaine mesure suivant la variété d'Eberth que l'on étudie.

Ces conclusions ont une importance incontestable dans la discussion des faits relatifs à l'infection des fosses d'aisances, et par suite à la consommation des eaux de boisson. Dans la majorité des épidémies, les cas de fièvre typhoïde antérieurs, cités pour expliquer la contagion remontent toujours plus haut que les limites indiquées par nos expériences. Il faudrait, pour que la souillure des eaux par le bacille d'Eberth fût possible, que ce dernier se mélangeât immédiatement à elle, ce processus ne doit pas être très fréquent ; de plus l'eau ne constitue pas pour le bacille typhique un milieu bien plus favorable à sa culture que le contenu des fosses d'aisances. Uffelmann (1) a vu se conserver le bacille d'Eberth pendant deux semaines dans une eau où le bacille du charbon vivait trois mois et quelques jours seulement, dans une eau de puits de Rostock à la température ambiante. Nous sommes donc amené à chercher dans un autre agent le pouvoir de conserver la faculté typhogène ; les observations renfermées dans les chapitres précédents nous indiquaient tout naturellement le *bacillus coli*. Nous venons de voir expérimentalement ce microorganisme végéter vigoureusement dans le liquide de la fosse d'aisances ; nos recherches doivent donc,

(1) *Centralblatt Bact.* — 1889. — V.

pour éclaircir complètement la question, porter spécialement sur sa manière d'être dans ce milieu, et c'est à ce
point de vue que nous allons l'étudier.

II. Avec une parcelle du liquide retiré d'une fosse
d'aisances, nous avons ensemencé du bouillon mis à 45°
et des tubes de gélatine par la méthode d'Esmarch. Au
bout de quelques jours nous avons examiné le contenu
des bacilles de bouillon. Tous étaient uniformément
troubles, présentant des reflets satinés très marqués,
sans voile à la surface (le voile fragmenté est bien plus
rare à 45° qu'à la température eugénésique). A l'examen
microscopique la culture paraissait pure (des tubes d'Esmarch pratiqués avec cette dernière, ont démontré en
effet l'isolement parfait du *bacillus coli* par la température de 45°). La morphologie de ces bacilles extrêmement
variée paraissait s'éloigner un peu du type ordinaire du
bacillus coli (à 45°, il est vrai). Sa mobilité particulièrement excessive attirait l'attention. Dans le tube d'Esmarch
ensemencé directement, la présence d'un assez grand nombre de liquéfiants en rendait l'étude impossible. Dans les
deux autres, obtenus par une première et seconde dilution, on était frappé de la prédominance d'un type de
colonies de couleur blanc jaunâtre affectant une forme
assez régulière, et non liquéfiante. La morphologie des
bacilles qu'elles contenaient, examinée directement, puis
les cultures ultérieures nous ont montré que nous étions
en présence du *bacillus coli*. En vain nous avons cherché
(et dans plusieurs prises différentes) le bacille d'Eberth,
nous n'avons pu le rencontrer. Les expériences que nous
avons décrites plus haut nous expliquent facilement le

4

résultat négatif des recherches du bacille dans les fosses d'aisances.

La culture sur gélatine et en bouillon du *bacillus coli* retiré de la fosse n'a rien présenté de particulier. Sur pomme de terre nous avons observé les aspects les plus variés, mais en général les cultures jaunes et épaisses dominaient. De l'examen microscopique des cultures, nous n'avons rien observé de particulier. Mais constamment la morphologie nous a paru modifiée et ces changements se résument dans ces deux mots : polymorphisme et mobilité excessive.

Pour compléter l'étude de ce microbe qui nous apparaissait sous une forme un peu différente de celle qu'on lui trouve dans l'intestin normal, il nous restait l'expérimentation sur les animaux; elle nous a fourni des résultats d'une certaine importance. Nous allons entrer en détail dans ces expériences faites au point de vue de la virulence. Puis nous dirons un mot des tentatives de vaccinations qui se rattachent elles-mêmes à l'histoire du bacille de la fosse.

A. Ainsi donc nous étions mis sur la voie d'une nouvelle variété, peut-être intermédiaire aux formes *coli* et Eberth. C'est l'étude comparative de ces trois types que nous allons entreprendre, au point de vue de l'action nocive exercée sur les animaux.

Expérience du 8 mai 1891. — 7 cobayes — Nous avons donné la préférence à l'inoculation intrapéritonéale. Le 8 mai, deux cobayes reçoivent 1^{cc} de cultures pures de bacille d'Eberth (provenant de la rate d'un typhique, par la ponction); deux autres sont inoculés avec la même quantité de *bacillus coli de la fosse;* enfin les trois derniers avec du *bacillus coli* des selles normales. Tous les sept meurent dans un délai de 11 jours. La rapidité moyenne de la mort est un des points qui peuvent nous fixer sur la virulence comparée de ces variétés. Cette manière de voir nous autorise déjà à placer au premier rang le pouvoir pathogène du microbe de la fosse. Les deux autres formes présentent une similitude complète dans la promptitude des effets. En effet, tandis que les cobayes inoculés avec le *bacillus coli* de la fosse avaient succombé dès le premier et quatrième jour après l'inoculation, le bacille d'Eberth n'avait manifesté ses effets que les septième et onzième jours. Le *bacillus coli* que nous pourrons appeler *normal* faisait périr les cobayes, successivement, le deuxième, le huitième et le onzième jour.

Nous constatons dans cette expérience la rapidité plus grande de la mort chez les cobayes inoculés avec le *bacillus coli* de la fosse ; mais bien plus remarquable encore est la différence si nous considérons l'intensité des lésions produites. Les cobayes tués par le bacille d'Eberth ou par le *bacillus coli* normal présentent des lésions assez peu accentuées, bien que le sang du cœur nous ait fourni dans ces cas des cultures pures du microbe injecté dans le péritoine. Elles consistent dans un faible épanchement séreux intrapéritonéal, en une légère augmentation de volume de la rate sans changement de coloration ; dans deux cas nous avons vu des abcès du foie, mais les plaques de Peyer sont presque complètement intactes et les animaux meurent sans diarrhée. Nous donnons, en opposition à ces lésions presque insi-

gnifiantes, l'autopsie complète d'un cobaye mort le 9 mai
à la suite de l'inoculation du *bacillus coli* de la fosse :

Liquide séreux abondant dans le péritoine, pas de
péritonite entérique à proprement parler. Injection légère,
quelques ecchymoses sur le péritoine. Forte péritonite
périsplénique. La rate est énorme, très foncée, montrant
par transparence et sur la coupe de petites granulations
blanchâtres. Reins congestionnés, la substance corticale
paraît enflammée. Le foie, d'un volume normal, est par-
semé de petites granulations laissant échapper à la coupe
une gouttelette de pus concret. Les plèvres renferment
un exsudat séreux, sanguinolent, en quantité considérable. Le péricarde présente un épanchement analogue
et de nombreuses ecchymoses. L'intestin grêle, dis-
tendu, est occupé par un liquide abondant ; la dernière plaque de Peyer est boursouflée, brunâtre,
sanguinolente, et présente une légère ulcération près
d'un de ses bords, sans qu'il y ait perforation complète. Les autres plaques de Peyer sont tuméfiées et
entourées d'une auréole inflammatoire. Le sang et la
sérosité péritonéale a présenté par la culture un bacille
qui fut étudié soigneusement. La forme retirée du sang
du cœur présentait notamment des particularités remar-
quables : ces bacilles, très nombreux, extrêmement
mobiles, offraient un polymorphisme tout spécial,
mais les formes longues dominaient de beaucoup. Ces
dernières se présentaient comme de très longs filaments
d'égale épaisseur sur toute leur longueur, avec des accidents de protoplasma nombreux. Sur pomme de terre, les
cultures restèrent luxuriantes et jaunâtres. La virulence
du bacille demeura intense pendant un certain temps ;

cinq passages successifs dans d'autres cobayes aboutirent
à un affaiblissement de la virulence, en même temps que
les cultures sur pomme de terre devenaient presque identiques aux cultures typiques d'Eberth. Le bacille trouvé
dans les abcès du foie était bien plus court au début,
mais, au bout d'un certain temps, il manifesta la même
tendance à l'allongement, et cela sous les moindres
influences altérantes.

L'autre cobaye inoculé dans les mêmes circonstances,
avec le même échantillon de *bacillus coli*, et mort 4 jours
après, présentait des lésions analogues à celles que nous
venons de citer, quoique un peu atténuées ; il ne présentait pas d'abcès de foie.

Conclusion : le bacille de la fosse a manifesté dans
cette expérience une virulence plus considérable que le
bacillus coli de l'intestin et surtout que le bacille d'Eberth,
par la rapiditié plus grande de la mort, et surtout par
l'intensité des lésions.

Expérience du 23 juillet 1891. — 13 cobayes. —
Cinq de ces animaux ont été inoculés dans le péritoine
avec du *bacillus coli* de la fosse, un nombre égal avec du
bacillus coli de l'intestin, enfin trois ont reçu du bacille
d'Eberth (de la rate chez le vivant). Le lendemain 3 cobayes sur cinq, appartenant à la série du *bacillus coli* de
la fosse, et 1 cobaye sur cinq inoculés avec le *bacillus
coli* de l'intestin avaient succombé. La culture du bacille
d'Eberth n'avait produit aucun résultat. Six jours après
un des deux survivants de la série du bacille de la fosse
mourait à son tour. Le 30 juillet nous sacrifiions ce qui
restait des animaux en expérience. L'autopsie de ces

derniers ne nous révéla pas de lésions intéressantes, sauf un peu de tuméfaction de la rate, visible surtout chez le seul cobaye inoculé avec le *bacillus coli* de la fosse qui avait survécu. Les lésions des cobayes morts spontanément se résument dans la description suivante : péritonite purulente intense, intestin hypérémié, plaques de Peyer œdématiées et friables, rate volumineuse, bacilles dans le sang. Nous ferons une exception pour le cobaye inoculé avec le *bacillus coli* de l'intestin, qui ne présentait que très peu d'exsudat à la surface de l'intestin et du foie, et pour le cobaye mort le 29 juillet avec du *bacillus coli* de la fosse, présentant une rate tuméfiée pour toute lésion. Comme pour les précédents, chez ce dernier nous avons retrouvé dans le sang le bacille injecté.

En résumé, 4 cobayes sur cinq inoculés avec le *bacillus coli* de la fosse sont morts, le lendemain de l'innoculation pour trois d'entre eux, un seul six jours après. — 1 seul cobaye a succombé à l'influence des cultures de *bacillus coli* de l'intestin. Aucun cobaye appartenant à la série du bacille-d'Eberth n'est mort spontanément ; nous les avons sacrifiés, et leur autopsie n'a surpris l'évolution d'aucune lésion.

Des deux expériences précédentes il résulte, que chez les cobayes, le *bacillus coli* de la fosse a manifesté une virulence plus grande que celle du *bacillus coli* normal et surtout que celle de l'Eberth, tant par la rapidité des effets que par l'intensité des lésions produites.

Expérience du 21 avril. — 10 lapins. Nous avons inoculé les lapins par la voie intrapéritonéale, comme précédemment. De même nous avons choisi les cultures des trois variétés précédentes: Eberth, *bacillus coli* de la fosse, *bacillus coli* de l'intestin. Nous avons ajouté à celles-ci un *bacillus coli communis* d'une autre origine, trouvé en cultures presque pures dans les selles d'un typhique.

Nous avons inoculé une quantité relativement faible de chacun d'eux, un centimètre cube seulement. Des deux lapins ayant reçu le bacille d'Eberth dans leur péritoine, un seul est mort au bout de 9 jours, l'autre a continué à vivre sans présenter de phénomènes spéciaux. Le *bacillus coli* retiré des selles typhiques a donné la mort aux deux lapins inoculés, au bout du dix-huitième et du vingt et unième jour. Le *bacillus coli* de l'intestin n'a fait périr qu'un seul des deux animaux en expérience et au bout de quarante-cinq jours. Nous avons eu des doutes sur la cause de la mort de ce dernier en présence de cette longue survie; pourtant nous avons constaté à l'autopsie une rate très grosse et de la tuméfaction des dernières plaques de Peyer. Le péritoine renfermait en outre une quantité notable de sérosité sans bacilles dans ce liquide. Les lapins appartenant à la série du *bacillus coli* de la fosse étaient au nombre de quatre, trois sont morts le quatre-vingtième, le dix-huitième et le vingt-quatrième jour, avec de la diarrhée, l'un d'eux présentait de petits abcès disséminés dans le foie. Les lésions étaient en général bien moins marquées que chez les cobayes. Deux fois sur trois nous avons retrouvé le bacille dans le sang et dans le péritoine.

Cette expérience confirme ce que nous avancions après avoir examiné les résultats de l'inoculation aux cobayes. Le *bacillus coli* de la fosse s'est montré le plus virulent; à un degré moindre nous avons remarqué cette exaltation du pouvoir pathogène chez un spécimen de *bacillus coli* provenant des selles d'un typhique. Aurions-nous encore ici un nouveau degré parmi les variétés si nombreuses et si variables des bacilles qui dérivent du *bacillus coli?* La seule constatation que nous venons de faire précédemment ne nous permet pas de répondre catégoriquement, mais nous pourrons rapprocher cette simple observation de certains faits cliniques.

B. Nous avons réservé, pour en parler en dernier lieu, nos expériences sur les animaux se rattachant encore au liquide des fosses d'aisances. Quelle est en effet la part qu'on peut attribuer au liquide lui-même, en tant que milieu chimique, dans l'action produite sur l'organisme? Le liquide est ingéré quelquefois avec les eaux de boisson, il est donc intéressant de rechercher si sa présence n'apporte pas une influence d'ordre chimique, favorisante ou vaccinante.

Nous avons, pour étudier cette question accessoire, pris dans un cas du liquide de fosse d'aisances dans toute son intégrité, c'est-à-dire avec ses microbes, et dans une autre série le même liquide filtré. Dans le premier cas nous nous rapprochions des circonstances habituelles de l'infection typhique.

Expérience du 5 avril 1891. — Nous avons ajouté à un litre d'eau 3o à 40^{cc} du contenu liquide d'une fosse d'aisances; l'eau ainsi souillée ne prenait pas un aspect bien différent de celui qu'elle a à l'état normal; l'odeur, très légère au début, disparaissait au bout de quelques heures, et le liquide ainsi préparé n'aurait paru suspect à aucune personne non prévenue. Nous enregistrons cette constatation, qui nous explique comment on boit journellement, sans défiance, des eaux renfermant des microorganismes et des impuretés qui étonnent l'expérimentateur chargé de l'analyse. Une partie de ce liquide a été mélangée aux aliments de trois lapins. La nourriture mise à leur disposition était la plus sèche possible, afin d'obliger ces animaux, qui boivent naturellement peu, à s'abreuver au liquide disposé à côté d'eux. Au bout de quinze ou vingt jours de ce régime, ces trois animaux ont été mis en expérience avec trois autres lapins témoins. Cette série de recherches date du 21 avril, elle est fondue avec l'expérience que nous venons de rapporter en dernier lieu.

Deux lapins ont été inoculés avec du *bacillus coli* normal. Celui qui avait été soumis au liquide de fosse est resté vivant; le lapin témoin est mort au bout de 45 jours, avec les lésions que nous lui avons décrites dans l'expérience précédente.

Quatre lapins ont reçu dans le péritoine du *bacillus coli* de la fosse. Les deux lapins neutres au début de l'expérience sont morts successivement le huitième et le dix-huitième jour. Des deux lapins abreuvés, un seul est mort au bout de 24 jours.

Il nous a donc semblé voir une influence manifeste du fait de l'ingestion du liquide de la fosse, influence dans le sens de la vaccination. Nous avons voulu savoir quelle était la part à attribuer à l'action chimique, nous avons modifié notre technique.

— 58 —

Expérience du 4 décembre 1891. — Avec le liquide *filtré* de la fosse d'aisances et absolument privé de microbes, nous avons pratiqué des injections intrapéritonéales à deux lapins. Le 27 novembre, ils avaient reçu chacun 2cc de ce liquide et 3cc pendant quatre jours consécutifs. Ils ont ainsi très bien supporté 14cc introduits aseptiquement dans leur cavité péritonéale. Le 4 décembre, nous leur inoculions, ainsi qu'à deux lapins témoins, 1cc de *bacillus* d'Eberth dans le péritoine. Nous avions choisi cette fois le bacille d'Eberth et non le *bacillus coli*, vu l'analogie des effets, et dans l'espoir de montrer la possibilité de la vaccination contre le bacille d'Eberth, avec la même substance qui avait produit l'immunité pour le *coli*, et que nous considérions comme constituée en grande partie par les produits de sécrétion de ce dernier. Le 15 décembre, aucun de ces animaux n'était encore mort; mais ils présentaient des particularités notables. Des deux lapins témoins, l'un présentait une diarrhée considérable; l'un et l'autre, considérablement amaigris, montraient des signes d'affaiblissement remarquable. Nous donnons ici le tableau comparatif de leurs poids et de leurs températures, dix jours après l'inoculation.

	4 décembre	15 décembre	température
Lapins ayant reçu 14cc de liq. filtré dans le péritoine avant l'inoculat...	I 1770 gr.	1780 gr.	39°1
	II 1900 gr.	1850 gr.	39°5
Lapins neutres au moment de l'expérience.........	II 2060 gr.	1740 gr.	40°4
	III 1960 gr.	1700 gr.	39°8

Nous n'avons pu poursuivre plus loin cette expérience, mais les résultats qu'elle nous fournit le 15 décembre nous semblent assez concluants. Le liquide de la fosse peut donc produire par lui-même une certaine immunité contre le *bacillus coli* et le bacille d'Eberth. Nous nous bornerons à rappeler à ce sujet les longues discussions sur l'immunité des ouvriers employés aux travaux de vidange, discussions qui n'aboutirent du reste pas, comme on le sait, à une conclusion formelle.

Nous avons tenté sur les cobayes des expériences analogues, mais sans résultats. Ces animaux, inoculés en suivant les méthodes précédentes, sont morts à des époques et avec des lésions n'ayant aucun rapport avec l'imprégnation ou la non-imprégnation présumée de leur organisme.

De même l'injection simultanée de liquide filtré de fosse dans le péritoine, n'a pas montré une grande différence dans les résultats, ni rien qui attirât l'attention. Dans tous les cas, les animaux sont morts plus ou moins rapidement, avec des phénomènes de péritonite purulente causée par le bacille d'Eberth à l'état de pureté, comme nous nous en sommes assurés. Les exsudats purulents étaient en général moins accusés chez les animaux ayant reçu les deux injections simultanées, mais à ce seul fait se sont bornées nos constatations, et nous ne tirerons aucune conclusion de ces deux dernières séries d'expériences.

Nous nous résumerons brièvement en disant que l'on trouve le *bacillus coli communis* en très grande quantité dans les fosses d'aisances; que cette variété se distingue du *bacillus coli* de l'intestin par quelques différences

morphologiques, mais surtout par sa virulence, qui dé-
passe de beaucoup celle du bacille d'Eberth. Enfin,
nous ajouterons que le liquide de la fosse n'est pas un
milieu indifférent et joue peut-être, dans certaines circonstances, autre chose qu'un simple rôle de support
dans le transport du *bacillus coli*.

CHAPITRE IV

LE « BACILLUS COLI » ET LES THÉORIES ÉTIOLOGIQUES

La majorité des théories sur l'étiologie de la fièvre typhoïde, qu'elles soient antérieures aux notions bactériologiques ou qu'elles soient de date plus récente, ne discutent en somme que les deux points suivants : la spécificité ou la banalité de la cause infectieuse. L'introduction des théories microbiennes a gagné la plupart des observateurs à l'idée de la spécificité; l'étude suivie de quelques épidémies dans lesquelles la banalité de la cause est évidente, a laissé pourtant le doute dans quelques esprits. Nous ne voulons pas parler de l'opinion qui admet la banalité tant dans l'origine que dans l'évolution; elle n'existe plus qu'à l'état de souvenir, malgré le nom de ses anciens partisans, de Peter, par exemple. La théorie de Murchison au contraire est seule capable, dans bien des cas, d'expliquer certaines épidémies dont l'étiologie embarrasse ceux qui adoptent la théorie classique. Pour Murchison, la fièvre typhoïde est autochtone : banale dans son origine, elle devient spécifique une fois constituée. Cette manière de voir diffère en somme beaucoup des idées de Peter, qui ne

voyait dans l'affection typhique que l'infection de l'organisme par ses produits de déchets, par une auto-intoxi-
cation. Il y a une explication fausse et une observation
juste dans la théorie de l'auteur anglais : il a le tort,
bien compréhensible du reste, à l'époque où il émettait
ses idées, d'impliquer la notion de la génération spon-
tanée de ce qu'il appelait un miasme, faute de pouvoir
mieux caractériser un agent infectieux encore insaisis-
sable. Il a dans nos idées ceci de commun avec cette
notion évidemment erronée, que nous voyons aussi une
spontanéité, non de l'agent lui-même, mais d'une de
ses propriétés, la virulence. Un microorganisme, le
bacillus coli communis, existe *toujours* dans les matières
fécales ; la putréfaction, et peut-être d'autres influences
que nous ignorons encore, font naître ou accroissent sa
virulence. C'est du moins la conviction que nos expériences nous ont donnée, et l'ignorance de ces deux faits
ne pouvait que contribuer beaucoup à égarer Murchison,
à cette époque où la première description d'un bacille typhique n'avait même pas été donnée. Il y a, avons-nous
dit, une observation juste dans cette théorie. C'est ce que
l'auteur lui-même résume ainsi : « la fièvre typhoïde peut
naître indépendamment d'un cas antérieur, par la fermentation des matières fécales. » Les faits ne sont pas
rares où cette constatation a été seule établie, et les observateurs de beaucoup d'épidémies sont réduits à reconnaître qu'elle seule est en cause dans la production du
foyer typhique. Tel est le cas particulièrement des épidémies militaires. Une troupe plus ou moins nombreuse
vient s'établir dans un camp, un point souvent inhabité
où jamais la fièvre typhoïde n'avait régné ; un cas éclate

brusquement, il est immédiatement suivi de bien d'autres. On constate alors que les eaux de boisson sont plus ou moins contaminées par les matières fécales ; mais on n'y trouve pas plus de bacille d'Eberth (1) qu'on n'avait constaté la souillure primitive des eaux par un typhique.

Dans l'hypothèse où le *bacillus coli communis* est l'agent de l'infection, il est possible de donner une explication rationnelle et conforme aux données actuelles. Les partisans du bacille d'Eberth, bien plus, embarrassés, sont forcés d'admettre une longue conservation du bacille typhique. Ou bien ils recherchent un cas très éloigné de fièvre typhoïde dans la localité contagionnée, ou bien ils se voient réduits à expliquer le premier cas par le microbisme latent. Le bacille d'Eberth, introduit dans l'organisme d'un individu depuis une époque plus ou moins lointaine, s'y est conservé sans manifester sa virulence d'abord, puis subitement l'a signalée par l'apparition des accidents typhiques. Nous avons insisté précédemment sur la difficulté de la conservation du bacille d'Eberth dans le milieu qu'on lui assigne ordinairement, dans les fosses d'aisances. Non seulement il ne s'y multiplie pas, mais il y meurt ; dans l'eau, il ne rencontre pas de meilleures conditions. Enfin, il est des cas où la théorie chimique est dans l'impossibilité de choisir une des deux alternatives précédentes. Nous connaissons quelques relations d'épidémies qui présentent au maximum ces difficultés pour

(1) Rietch. Epidémie du camp du Pas-des-Lanciers, *Journal de l'Anatomie*, 1886.

expliquer la brusque irruption du bacille d'Eberth. Il s'agit d'îles isolées au milieu de la mer, presque inhabitées, où la fièvre typhoïde apparaît pour la première fois, sans qu'on puisse expliquer l'apport du contage par la venue d'étrangers dans ces parages perdus. Ces observations sont dues à Ripley, qui étudia la fièvre typhoïde aux îles Fidji, à Maclean, qui en observa une épidémie à l'Ascension ; enfin Metclalfe a relaté un cas analogue, survenu à l'île Norfolk. Le développement autochtone de l'affection ne paraît pas douteux aux auteurs de ces relations. En effet, quelle place donner au bacille d'Eberth dans la pathogénie de pareils cas ? En adoptant notre manière de voir, en invoquant encore ici l'action du *bacillus coli communis*, on aura au contraire une explication plausible.

Les cas les plus classiques, ceux où l'on peut assigner au bacille d'Eberth un rôle logique, sont aussi les mêmes où l'hypothèse de l'infection par le *bacillus coli* est très séduisante. En un mot, ce dernier rend aussi bien compte que le bacille d'Eberth de la production ordinaire des épidémies ; de plus, on peut toujours faire intervenir son action toutes les fois que la théorie classique est impuissante.

Il est une objection qu'on ne manquera pas de nous faire : Nous portons en nous un microbe capable de produire une affection grave par son irruption dans l'organisme ; comment se fait-il que les cas n'en soient pas plus fréquents et que la majorité des hommes échappe à l'infection ? Or, nous savons que pour produire une maladie quelconque, s'il est nécessaire que l'organisme soit dans un état de réceptivité spécial, il faut aussi que l'assaillant de cette place forte possède une vigueur suffisante. Ces deux causes doivent s'ajouter pour produire le résultat final, qui est la maladie. Le *bacillus coli* habite notre intestin, il est vrai, mais sa virulence à cet état est bien faible, et incapable de triompher de la résistance de l'organisme. Mais cette virulence peut s'exalter, c'est une propriété dont la spontanéité est encore soumise à l'influence de causes obscures ; nous avons cependant pu déterminer une de ces circonstances favorisantes, le séjour dans le contenu des fosses d'aisances. Sans invoquer une augmentation réelle du pouvoir pathogène que possède le *bacillus coli* même à l'état de repos, nous pouvons expliquer certaines infections typhiques dont nous allons parler, par la diminution par trop grande de la résistance de l'organisme et la rupture de l'équilibre qui constitue l'état de santé. Les cliniciens sont en effet souvent frappés, en étudiant des cas isolés ou des épidémies de fièvre typhoïde, de ne trouver aucune cause extérieure capable d'expliquer l'apport d'un germe, et cela chez des sujets dans un état spécial, chez des hommes fatigués par les privations et une dépense exagérée de forces.

La question du surmenage a joué un certain rôle dans la pathologie ; actuellement les théories microbiennes l'ont un peu fait oublier, et à tort, car elles en sont l'explication naturelle. Chez un individu déprimé par les fatigues et les privations, l'organisme est sans force contre l'agent pathogène, la porte d'entrée est largement ouverte à tous les microorganismes. Parmi ceux-ci il en est un surtout qui, par son nombre et sa situation, est le plus à même de faire cette brusque irruption, nous voulons parler du *bacillus coli*. C'est pourquoi nous verrons de préférence la fièvre typhoïde éclater sous l'action du surmenage. L'expérience nous le montre là où il est le plus facile d'observer des conditions favorables à la dépression de l'organisme, dans les armées par exemple ; c'est l'affection la plus commune des camps, où, de plus, les conditions hygiéniques laissent souvent à désirer. Une épidémie s'étend rapidement dans ces circonstances ; c'est qu'il faut faire la part de deux facteurs : le fait qu'un grand nombre d'hommes se sont trouvés en même temps dans des conditions identiquement défavorables ; il faut ensuite faire entrer en ligne de compte les cas de contagion réelle. C'est revenir en quelque sorte à la théorie de Murchison, qui admet la transmission directe de la maladie une fois formée. Nous pourrons nous expliquer la contagion proprement dite si nous nous rappelons les faits que nous avons signalés en étudiant sur les animaux le *bacillus coli* retiré de selles typhiques. Sa virulence était exaltée, nous a-t-il semblé. Nous avons donc des données suffisantes pour suivre la marche des phénomènes dans ces cas complexes où la théorie classique reste impuissante.

Nous ajouterons que le fait de rencontrer dans l'organisme des microbes qui y vivent d'une façon latente, quant à la virulence tout au moins, n'est pas une exception. Le microbe de la pneumonie a souvent été trouvé dans la bouche et dans les voies respiratoires supérieures, chez des hommes en pleine santé. On ne fait pas de difficulté d'admettre, du moins la plupart des observateurs, que sous une influence occasionnelle, le froid, par exemple, ce microorganisme se réveille et manifeste sa présence par une affection violente. De même on rencontrerait souvent le bacille de la diphtérie dans la bouche, il serait fréquent dans les angines simples. Nous nous sommes expliqué plus haut sur l'identité du bacille pseudodiphtéritique de Lœffler et du bacille diphtéritique; d'après les travaux de **MM.** Roux et Yersin, on ne trouverait entre eux qu'un seul caractère distinctif, la virulence.

Le bacille de la diphtérie peut donc vivre dans nos organes sans manifester son action nocive. Ce doit être le cas de bien d'autres microorganismes sur lesquels l'attention n'a pas encore été attirée. On ne sera pas davantage en droit de s'étonner en voyant le *bacillus coli*, qui vit normalement dans l'organisme, être accusé de recéler le pouvoir typhogène.

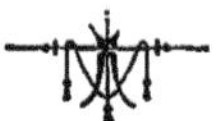

CONCLUSIONS

1° La culture, les caractères morphologiques du *bacillus coli* et du bacille d'Eberth présentent une grande variabilité et sont susceptibles de se confondre : les nombreux procédés de différenciation sont loin de donner des résultats constants.

2° L'étude expérimentale de la virulence de ces deux bacilles sur les animaux démontre l'identité de leurs effets pathogènes.

3° Le *bacillus coli* se trouve dans les fosses d'aisances où il pullule. Dans le liquide des fosses d'aisances, rendu stérile par la filtration, il se cultive et se conserve très bien ; le bacille d'Eberth ne se cultive pas et meurt rapidement dans ce même milieu.

4° Le *bacillus coli* retiré des fosses d'aisances présente des caractères spéciaux, quant à la morphologie et surtout quant à la virulence. Il est plus virulent que le *bacillus coli* isolé de l'intestin de l'homme sain et bien plus virulent que l'Eberth.

5° Le *bacillus coli* paraît éprouver par son passage dans l'organisme animal, des modifications qui dans certains cas le rapprochent du bacille d'Eberth.

6º En résumé, si l'on rapproche ces faits d'expérimentation des observations cliniques et des analyses d'eaux, il est permis de penser que le *bacillus coli* partage avec le bacille d'Eberth, variété de la même espèce, la faculté de déterminer la fièvre typhoïde. Hôte habituel de l'intestin, il devient typhogène dans certaines circonstances et le passage dans les fosses d'aisances paraît être la principale condition de cette virulence ; enfin, l'organisme humain typhisé est un des milieux où il peut prendre les caractères du type Eberth.

TABLE DES MATIÈRES

CHAPITRE PREMIER

Lyon — Imp. Emmanuel VITTE, rue Condé, 30.

www.ingramcontent.com/pod-product-compliance
Ingram Content Group UK Ltd.
Pitfield, Milton Keynes, MK11 3LW, UK
UKHW020336130726
13696UKWH00003B/1382